被遗忘的古方

（第一辑）

主　编　钟相根

副主编　韩　军　路琼琼

编　委（按姓氏笔画排序）

于　翰　王宇琛　王町囡　邓慧芳

石少华　史兴华　吕伟凤　许宗颖

刘　娟　刘　颖　刘倩倩　孙利利

李　配　李耘州　杨　红　郑子安

郑智礼　赵娜妹　钟相根　闻晓婧

韩　军　曾百惠　路琼琼　潘　霏

中国医药科技出版社

内容提要

本书作者查阅了大量的文献资料，撷英取华，将一些名医喜用但并不为人熟知的中医古方收入本书，共计 43 首。每首方剂从来源、组成、用法、功效、主治、方解、临床应用提要、临床应用方面予以详细介绍，最后，用方剂歌诀予以总结，以便读者记忆掌握。全书内容丰富，资料珍贵难得，值得中医院校师生、临床大夫收藏研读。

图书在版编目（CIP）数据

被遗忘的古方.1 / 钟相根主编. —北京：中国医药科技出版社，2018.4（2025.1重印）.
ISBN 978-7-5067-9757-3

Ⅰ. ①被…　Ⅱ. ①钟…　Ⅲ. ①方剂–汇编–中国–古代　Ⅳ. ①R289.2

中国版本图书馆 CIP 数据核字（2017）第 286820 号

美术编辑　陈君杞
版式设计　张　璐

出版　中国医药科技出版社
地址　北京市海淀区文慧园北路甲 22 号
邮编　100082
电话　发行：010–62227427　邮购：010–62236938
网址　www.cmstp.com
规格　710×1000mm　1/16
印张　15¼
字数　213 千字
版次　2018 年 4 月第 1 版
印次　2025 年 1 月第 4 次印刷
印刷　北京印刷集团有限责任公司
经销　全国各地新华书店
书号　ISBN 978-7-5067-9757-3
定价　36.00 元

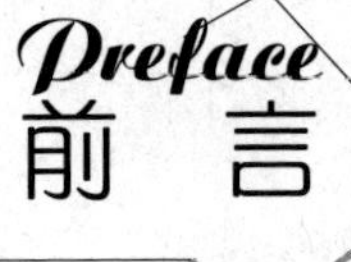

前言

中医方剂，是历代医家临床经验的结晶，是中医临床防病治病的主要手段。纵观秦汉以来，新方创制不断增加，载方文献汗牛充栋，组方理论渐趋完善，为炎黄子孙的健康和中华民族的繁衍昌盛作出了巨大贡献。

然而，中医方剂数量众多。彭怀仁主编的《中医方剂大辞典》收载有方名的方剂约 10 万首，而全国高等中医药院校规划教材《方剂学》介绍方剂仅三百余首，因此，有大量方剂并不为众人熟知，随着时间流逝，慢慢地已被后人遗忘。

纵观近现代名医成才之路，有个非常有趣的现象，即每位名医都有几首自己临床应用非常得心应手的古方，并积累了大量经得起时间、实践检验的古方应用经验，形成了自己独特的认识。如已故名医江尔逊喜用“金沸草散”治咳嗽，云：“数十年来，余治咳嗽，无论新久，亦无论表里寒热虚实，恒喜用此方化裁。”国医大师伍炳彩喜用《温病条辨》之“杏仁汤”，称此方为“夏秋季退热神剂”。然而，这些古方并没有被《方剂学》教材收录，不为人熟知；有些古方虽见诸于《方剂学》教材，他人并不陌生，然其临床运用之要妙并没有为他人掌握，极大地限制了该古方的临床应用。这些名医历经多年积累的古方应用经验，已成为中医药学宝库中重要的组成部分，挖掘整理并继承发扬这些古方应用经验，具有十分重要的现实意义。

有感于此，我一直想把当代名医各自所掌握的古方收集成册，广而告之，如此更多的医者会用这些古方去救助更多病人，服务于健康中国这一国家战略。然岁月蹉跎，时光荏苒，转眼已过 10 年，今终集结成册，名之曰《被遗忘的古方》。

编　者

2017 年 10 月

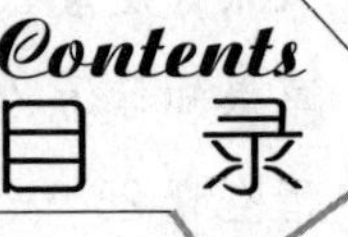

Contents 目录

升降散 01

【来源】

升降散，源于明·龚廷贤《万病回春》所载的内府仙方，其药物组成为大黄四两、僵蚕二两、蝉蜕二钱半、姜黄二钱半，用量比例为 16:8:1:1，用法为“共为细末，姜汁打糊为丸，重一钱一枚，大人服一丸，小儿半丸，蜜水调服”，其主治为“肿项、大头病、蛤蟆瘟病”。

清·陈良佐，改分量变服法，易名为陪赈散，并记载于其所著《二分析义》之中。其药物组成为大黄十斤、僵蚕五斤、蝉蜕二斤半、姜黄十二两，用量比例为 40:20:10:3，用法则去姜汁改为散剂，每服一钱八分二厘五毫，并以生蜜、冷黄酒各五钱调服，其主治为“三十六般热疫”，包括壮热、自汗、大渴、头痛、谵语、神昏、头面咽喉肿痛等数十种症状。陈良佐将其视为治疫专方，第一次分析了本方方义，明确指出本方治疫之功在于升阳散火、泻热解毒。

清·杨栗山《伤寒温疫条辨》卷四“余更其名曰升降散——又名太极丸，太极本无极，用治杂气无声无臭之病也”。杨栗山在外感病治疗方面有独到贡献。他提出“伤寒治法，急以发表为第一义；温病治疗，急以逐秽为第一义”。据此，他创立治温病 15 方，其中以升降散为总方，认为无论轻重均可酌用。

叶霖在增订明·张鹤腾《伤暑全书》时从杨栗山著作中将此方引入，但升降散并非源出《伤暑全书》。

【组成】

白僵蚕（酒炒）二钱　全蝉蜕（去土）一钱　广姜黄（去皮）三分　川大黄（生）四钱

【用法】

为细末，合研匀，病轻者分四次服，用黄酒一盅、蜂蜜五钱，调匀冷服，中病即止；病重者分三次服，黄酒盅半、蜂蜜七钱五分，调匀冷服；最重者分二次服，黄酒二盅，蜂蜜一两，调匀冷服。炼蜜为丸，名太极丸，服法同前，轻重分服，用蜜酒调匀送下。

【功效】

升清降浊，调畅气机，宣散郁火。

【主治】

表里三焦大热，其症不可名状者，如“头痛如破，腰痛如折，满面红肿，目不能开者；如咽喉红肿，痰涎壅盛，滴水不能下咽者；如头痛眩晕，胸腹胀满，心腹疼痛，呕哕吐食者；如憎寒壮热，一身骨节疼痛，饮水无度者”。

【方解】

本方以升浮之僵蚕、蝉蜕，配以沉降之大黄、姜黄为配伍要点。

僵蚕为君，味辛苦，气薄，轻浮而升，故能胜风除湿，清热解郁，及散逆浊结滞之痰也，能避一切怫郁之邪气；蝉蜕为臣，气寒无毒，味咸且甘，能祛风胜湿，涤热而解毒也；僵蚕、蝉蜕皆升浮之品，纯走气分，二药相配旨在升阳中之清阳；姜黄为佐，大寒苦平，喜祛邪伐恶，理血中之气，利肝胆而散郁；大黄为使，味苦而大寒，力猛善走能直达下焦，深入血分可上下通行，既能泻火，又可补虚；姜黄、大黄皆苦寒降泄之品，既走气分，又行血分，二药相合旨在降阴中之浊阴。

升降散方药仅四味，然其配伍精当，确为“火郁发之”楷模之剂。四药相伍，寒温并用，升降相因，宣通三焦，条达气血，使周身气血流畅，则火郁之邪可得宣泄疏发矣。

【临床应用提要】

国医大师李士懋教授认为临床应用升降散，须掌握郁热这一关键。凡有郁热者，不论外感内伤，内外儿妇各科皆用之，不局限于治温的狭窄范围。[田淑霄，李士懋. 升降散及临床运用. 河北中医学院学报，1994，9（1）：40–44]

杨氏所列升降散之适应证，计有寒热、出血、吐利、癫狂等60余症。所列虽多，亦难尽述，仅举例而已。诸症虽异，然病机则一，皆为郁热使然。正如杨栗山所云："温病得天地之杂气，怫热在里，由内而达外。"又云："在温病，邪热内攻，凡见表证，皆里热郁结浮越于外也，虽有表证，实无表邪。"升降散恰为郁热者设。

升降散升清降浊，调畅气机，现代临床应用非常广泛。多应用于治外感及杂病诸多火郁或兼挟痰凝、湿阻、气滞、血瘀之证。诸多临床见症不可尽述，但总以三焦火郁、气机失畅为其病机。

临床多从以下几方面辨治火郁：

（1）舌象因火郁于内，津耗液亏，舌体失于濡泽，因而多见舌形瘦薄而舌面少津，甚则扪之干燥或舌面干裂。若因湿阻气机而致火郁者，多见舌红胎白腻。

（2）脉象因火热内郁，气机阻滞，气血循行不畅，故脉象多见沉涩或沉弦而数。若郁闭特甚，气血内壅，亦偶有脉来沉弦迟缓者，切宜详诊细参，勿以寒证论之。

（3）临床见症可有心烦急躁，自觉心中愦愦然，烦杂无奈，莫名所苦；若火灼阴伤，亦可致不寐或噩梦纷纭，梦中时有惊呼；若郁火上扰清窍，则头目眩晕；温病火热内郁者，甚至可见神昏谵妄；其面色多见滞暗无华，甚或黧黑；或见但头汗出，而身无汗；四肢不温，甚或厥冷，其郁愈甚，则其厥愈深；小溲短赤，大便秘结，在温病中，每可见大便数日不通，或见热结旁流，亦有郁火内逼而作火泄者；或斑疹发而不透，或出而复回，或色暗枯滞，或稠密紧束。

【临床应用】

案1　低血压（赵绍琴医案）

李某，男，36岁。1992年5月7日初诊。自述血压偏低已近2年，现头目眩晕，神疲乏力，心烦急躁，夜寐梦多，心慌气短，饮食无味，大便偏干，舌红苔厚且干，脉沉细滑数，BP75/53mmHg。证属湿热郁滞，气机不畅。治以芳香宣化，疏调气机。方药：蝉蜕 6g，片姜黄 6g，川楝子 6g，僵蚕 10g，大黄 1g，藿香 10g，佩兰 10g，大腹皮 10g，槟榔 10g，焦三仙各 10g，水红花子 10g。嘱其停服一切营养补品，饮食清淡，每天散步 2 小时，服药 7 剂后，诸症减而大便偏稀，BP98/68mmHg，原方加荆芥炭 10g，防风 6g，灶心土 30g（先煎）。以此方加减服用 20 余剂后，精神爽，纳食香，血压维持在 98～120/68～75mmHg，而告病愈。［杨连柱，彭建中. 从赵绍琴教授临床经验看升降散的双向调节作用. 北京中医药大学学报，1994，17（4）：19–20］

案 2　高血压病（赵绍琴医案）

韩某，男，39 岁，1992 年 8 月 14 日初诊。患高血压病已半年，一直服用复方降压片、心痛定等，血压仍 180～195/113～128mmHg。症见头痛目眩，心烦急躁，失眠梦多，大便干结，舌红苔白，脉弦滑且数。证属肝经郁热，气机阻滞。治以清泻肝经郁热，调畅气机。方药：蝉蜕 6g，片姜黄 6g，僵蚕 10g，大黄 2g，白芷 6g，防风 6g，苦丁茶 10g，晚蚕沙 10g，炒槐花 10g。服药 7 剂后，BP135/98mmHg，余症减轻，停用西药，原方加川楝子 6g，服药 7 剂，血压稳定。

原按　高血压与低血压是西医两种相反的病理状态，但从中医病机分析，临床上一部分病人表现为同一证候。不应为其病名所束缚，而是辨证求因，审机定治。凡临床表现为头晕眩晕，神疲乏力，心烦急躁，夜寐梦多，心慌气短，饮食无味，大便偏干，舌红苔厚且干，脉沉细滑数。病机为：肝经郁热，湿热郁滞，气机阻滞。此类证候可用升降散加减，药用蝉蜕 6g，僵蚕 10g，片姜黄、川楝子各 6g，藿香、佩兰、大腹皮、槟榔、焦三仙、水红花子各 10g，大黄 1g。方中蝉蜕、僵蚕，药性轻清上扬，起到宣通气机，宣散郁火的作用，片姜黄、大黄味苦，药性向下，有泄热降浊的作用。两组药合用，可以升清降浊，疏通气机，宣散郁火。使清气得升，浊气得降，气机顺畅，病情自然好转，方中藿香、佩兰协助清宣湿热，川楝子、大腹皮、槟榔、焦三仙、水红花子协助降浊化滞。［杨连柱，彭建中. 从赵绍琴教授临床经验看升降散的双向调节作用. 北京中医药大学学报，1994，17（4）：19–20］

案 3　腹泻（赵绍琴医案）

牛某，女，50 岁，1992 年 6 月 26 日初诊。病人晨起即泻已年余，曾用四神丸、黄连素、参苓白术散等药治疗均无效。并伴有中脘堵闷，两胁胀痛，心烦急躁，夜寐梦多，舌红苔白厚腻，脉弦滑且数。证属肝经郁热，木郁克土。治以疏调木土，以泻肝热。方药：蝉蜕、片姜黄、防风、白蔻仁各 6g，僵蚕、荆芥炭、陈皮、白芍、猪苓各 10g，冬瓜皮、灶心土各 30g（先煎）。服药 7 剂后晨泻止，大便成形，中脘堵闷见舒，仍心烦梦多，再以上方去冬瓜皮、猪苓加川楝子 6g，调服 1 周，以巩固疗效。[杨连柱，彭建中. 从赵绍琴教授临床经验看升降散的双向调节作用. 北京中医药大学学报，1994，17（4）：19–20]

案 4　便秘（赵绍琴医案）

陆某，女，26 岁，1992 年 6 月 30 日初诊。病人自 1992 年元月初产后，大便一直 3～7 日一行，经常服用麻仁丸、润肠丸等。就诊时，体质肥胖，头目眩晕，心烦急躁，脘腹胀满，纳食不佳，下肢轻度浮肿，大便近 2 周未行，舌红苔白腻，脉濡滑且数。证属湿热积滞于胃肠，升降失常。治以疏调气机升降，除湿清热通便。方药：蝉蜕、片姜黄、枳壳、防风各 6g，僵蚕、大腹皮、槟榔、焦三仙各 10g，瓜蒌 30g，大黄 2g。嘱其忌食肥甘厚腻。服药 7 剂后，大便日行 2 次偏稀，余症皆减。原方改大黄 1g，去瓜蒌加莱菔子 10g，隔日 1 剂，连服 3 周，诸症皆愈，体重减轻。[杨连柱，彭建中. 从赵绍琴教授临床经验看升降散的双向调节作用. 北京中医药大学学报，1994，17（4）：19–20]

案 5　上呼吸道感染高热（郑惠伯医案）

屈某，女，3 岁，1977 年 4 月 10 日就诊。发热 5 天，曾请某中医诊治，示其处方 2 张，为银翘散、银翘白虎汤。母述初服体温略降，继而发热加重。经同道李医生介绍，来我处就诊。症见：发热，体温 40℃，无汗，烦躁，时惊惕，咽红，口渴，尿短赤，大便结，腹微胀，舌红，苔黄白相兼，脉数。证属温邪已入气分，而卫分之邪未尽，治当辛凉清气，佐以通腑泄热。药用僵蚕、蝉蜕、薄荷、荆芥、牛蒡子各 6g，姜黄、甘草各 3g，大黄 5g，金银花、连翘、芦根各

10g，水煎服。服上方 1 剂，次晨体温恢复正常。1984 年 10 月其母因病就诊，谈及患儿幼年多病，时发高热，自从服中药 1 剂即热退后，更加相信中药能退热，自此以后，凡见其发热，均自用上方，多 1～2 剂热退。该方曾借与邻居治疗小儿发热，亦收到同样效果。患儿现已读小学，对于该方中主要药物，其母尚能记忆背诵。

原按 本案前医曾用银翘散、银翘白虎汤治疗无效。郑老辨证为温邪已入气分，而卫分之邪未尽，用升降散合银翘散而 1 剂热退，证明升降散起了主要作用。郑老临床上运用升降散数十年，深深体会到，对于温热性质的外感热病（邪在卫气阶段），如采用外疏通、内畅达的治疗方法，使邪热内外分消，发热往往很快下降，与具有辛凉透邪、清热解毒、攻下逐秽作用的升降散甚为合拍。在具体运用时，应根据病情灵活变通。表证重者，偏重辛凉，升降散合银翘散；热毒重者，偏重苦寒，黄芩、知母、板蓝根、草河车等可随症选入；腑气不通者，偏重泻下，可重用大黄。对于大黄的用法，不一定要痞、满、燥、实四证具备，只要见到大便不通，或大便不畅，即可使用。对于体虚之人，可用虎杖代大黄，柴胡、黄芩同用，仿小柴胡汤柴芩同用和解退热之意，亦常选加。[王光富，郑建本. 郑惠伯主任医师妙用升降散验案举隅［J］. 中医药学刊，2004（10）：1789-1790.]

案 6　病毒性肺炎（郑惠伯医案）

黄某，男，1 岁。发热、咳喘 3 天于 1980 年 1 月 2 日住本院儿科。入院检查：体温 40.2℃，听诊双肺下部细湿啰音，尤以右肺明显，血常规：白细胞 10.5×10^9/L，中性粒细胞 0.57，淋巴细胞 0.41，单核细胞 0.02。胸部 X 线透视：右肺下部有片状阴影。临床诊断：腺病毒肺炎。入院后按肺炎治疗 3 天，病情无明显好转，1 月 25 日请中医诊治。症见高热，咳嗽，气喘，鼻翼煽动，精神萎靡，不思饮食，大便秘结，小便黄少，唇红，舌质红，苔少，脉数。证属风温犯肺，肺气上逆，腑气不通，兼热入营分，治当疏风清热，宣肺平喘，清营活血，通里攻下。药用僵蚕、蝉蜕各 6g，姜黄、大黄、麻黄、甘草各 3g，杏仁 5g，石膏 30g，水牛角（先煎）15g，丹皮、生地、赤芍、金银花、连翘各 10g，2 剂，1 日 1 剂，水煎服。1 月 27 日复诊，药后泻下深黄色臭屎，体温降至 36.9℃，精神好转，食量增加，咳喘减轻。仿上方加减，药用僵蚕、蝉蜕、草河车各 6g，姜黄、麻黄、射干、甘草各3g，杏仁、虎杖、丹皮、赤芍、连翘各10g，3剂，1日1剂，水煎服。药后喘咳止，胸部X线透视右肺下部阴影吸收，于1月30日痊愈出院。

原按 本案辨证属于风温犯肺，肺气上逆，腑气不通，兼热入营分。用升降散辛凉宣泄、升清降浊，有双解表里的作用；金银花、连翘清热解毒，现代药理研究证实，清热解毒药有抗病原微生物作用；麻杏石甘汤清热宣肺平喘；犀角地黄汤清热凉血。另外，大黄清泻阳明，即能泻肺之热毒；姜黄、丹皮、赤芍、大黄活血化瘀药亦能促进肺部炎症吸收。2 剂而热减便通，喘咳减轻。续诊仍用上方，因热毒减轻，故去水牛角、石膏、金银花，加草河车、射干清热止咳平喘；以虎杖易大黄，既能清热化痰止咳，又有泻下通便作用。前后两诊，辨治准确，药后痊愈而出院。［王光富，郑建本.郑惠伯主任医师妙用升降散验案举隅［J］.中医药学刊，2004（10）：1789-1790.］

案 7　药物性皮炎（郑惠伯医案）

郑某，男，3 岁。1971 年 3 月 10 日就诊。突发高热，体温 40℃，全身出现大小形状不一的风团，色红赤，口渴，小便短赤，大便结，舌质红绛，苔黄。追述病史，患儿于 5 天前不慎被锈铁钉刺破头皮，曾经注射过破伤风抗毒素，因皮试过敏，而采用脱敏法注射。证属药毒蕴蒸肌肤，与气血相搏所致，治当疏风清热，凉血解毒。药用僵蚕、蝉蜕、丹皮、赤芍各 6g，水牛角（先煎）15g，生地、金银花、连翘、玄参各 10g，大黄 5g，黄连 2g，石膏 30g。水煎服。服上方 1 剂，下臭秽大便 3 次，体温降至 37.8℃，烦躁消失，皮疹逐渐消散，仅胸部还有少量皮疹。上方减黄连、石膏，再进 2 剂，诸症若失。

原按 药物性皮炎中医称之为“中药毒”。为药毒蕴蒸肌肤，与气血相搏所致。用僵蚕、蝉蜕、金银花、连翘、黄连、石膏疏风清热；犀角地黄汤、玄参凉血解毒；大黄清热解毒，并借其泻下通便作用，使热毒下泄。如此则风祛热清毒解，药疹自消。郑老还常用本方治疗荨麻疹、接触性皮炎等过敏性皮肤病，亦有较好疗效。［王光富，郑建本. 郑惠伯主任医师妙用升降散验案举隅［J］. 中医药学刊，2004

（10）：1789–1790.］

案 8　失眠头痛（薛伯寿医案）

张某，男，29 岁，2013 年 3 月 26 日初诊。失眠、头痛半年余，入眠困难，梦多易醒，每夜睡眠约 4 个小时，头痛而胀，头晕沉如裹，心烦、胸闷不舒，胃脘胀闷疼痛，偶烧心泛酸，食少纳差，食后堵胀感更甚。大便干结，小便调。6 岁时曾患风湿性关节炎，双膝关节每遇阴雨天胀痛，近来复作。高脂血症病史，周身散在小脂肪瘤。舌边尖红，舌苔白根部厚略腻，脉弦滑。证属气机壅滞，痰热扰心，治以调畅气机，化痰清热，处方：僵蚕 8g，蝉蜕 6g，姜黄 8g，酒大黄 6g，柴胡 15g，黄芩 10g，法半夏 9g，枳实 10g，白芍 15g，焦山楂 15g，全瓜蒌 15g，厚朴 8g，杏仁 9g，生姜 3 片，大枣 20g。7 剂。

二诊：药后入睡困难明显改善，睡眠时间约 6 个小时，头痛消失，心烦、胸闷、胃脘胀闷疼痛、双膝关节胀痛大减，已无烧心泛酸，大便畅，仍有梦多、头晕而胀，周身困乏。守方加炒酸枣仁 15g，茯苓 15g，防风 8g。服用 7 剂后，诸症失，随访至今睡眠正常。

原按　该病人失眠、头痛，心烦，胸闷，脘胀泛酸，舌边尖红，舌苔白，根部厚略腻，脉弦滑，证属少阳、阳明合病，痰热内郁扰心，气机壅滞百症变生。《素问·六元正纪大论》："火郁发之"。方用升降散升清降浊，调畅气机，合用大柴胡汤和解泻热，加厚朴、杏仁、全瓜蒌开肺降气。7 剂后诸症减，加炒酸枣仁、茯苓、防风安神祛风而愈。［杨光，薛燕星.薛伯寿运用升降散加减治验五则［J］.光明中医，2015（06）：1288–1290.］

案 9　午后潮热（路志正医案）

尹某，女，23 岁，会计，1983 年 5 月 11 日就诊。据述：半月来，自觉咽喉疼痛，午后潮热，体温 39℃左右，子时其热自退，曾在某院诊治不效。现觉心下痞硬，按之疼痛，食少纳呆，五心烦热，小便黄赤，大便五日未行。望其两颧浮红，额上微汗，舌质红绛，苔薄黄，脉弦滑而数。证属湿热之邪内陷阳明，腑热结实，上下不通。治宜轻疏上焦之风热，下泄阳明之腑实。方用升降散加减：制川大黄 6g（后下），生甘草 6g，僵蚕 9g，净蝉蜕 9g。病人服药一剂，咽痛自止，

二剂热势减退；三剂腑气得通，潮热尽除，病告痊愈。［路志正. 升降散运用一得. 山西中医，1985，（1）：32］

案 10　外感发热（李士懋医案）

马某，3 岁，男，1990 年 12 月 3 日玩耍汗出受风寒，当夜恶寒发热头痛，曾服清热解毒液、板兰根冲剂，肌注青霉素。至 5 日仍高热达 40℃，阵汗。脉沉而躁数，舌红。予：僵蚕 8g、蝉蜕 3g、姜黄 4g、川大黄 2g、豆豉 9g、焦栀子 6g、连翘 15g、薄荷 5g。2 剂。6 小时服 1 煎，共服 3 次，即遍身持续漐漐汗出，翌日晨热清病除。

原按　此方为笔者治疗内热较盛之外感发热主方，应用极多，效果甚佳，一般 1～2 剂即可退热。此方为升降散合栀子豉汤，加强宣透胸膈郁热之功。重用连翘，乃取张锡纯用药之意，以其能升浮宣散，散热结，透表解肌，治十二经血凝气聚，且能发汗，用之于郁热极宜。若内热盛者加石膏。若下利臭秽者，为郁热下迫，川大黄可小量但不必去之。若药后脉转和缓，且遍身持续漐漐微汗，则不必尽剂。［田淑霄，李士懋. 升降散及临床运用. 河北中医学院学报，1994，9（1）：40–44］

案 11　失眠（李士懋医案）

孙某，女，58 岁。心烦甚，恶与人言，每日服 4 片安定，只能睡 2～4 小时，头痛，健忘，已半载有余，脉沉而躁数，寸脉盛，舌红，唇黯红。此郁热扰心，心神不宁。予：僵蚕 9g、蝉蜕 4g、姜黄 6g、川大黄 3g、豆豉 10g、焦栀子 8g、连翘 10g、生甘草 6g，6 剂后已可不服安定睡 5～6 小时，心烦大减。上方去川大黄，加柏子仁 5g、麦冬 9g、丹参 15g，8 剂，症除脉已不躁数。嘱服天王补心丹善后。今已 1 载余，睡眠正常。

原按　心经热盛而心烦失眠者，必先泻心火，火除心神自安。若心火盛而脉沉躁数者，又属心经郁火，清心火时，必加透热之品。若火未清而骤予安神之品，则火更郁伏难愈。［田淑霄，李士懋. 升降散及临床运用. 河北中医学院学报，1994，9（1）：40–44］

案 12　外感发热（薛伯寿医案）

曹某，男，24 岁，2013 年 4 月 12 日初诊。发热 3 天，体温最高 39℃，既往肾病综合征病史 5 年，现口服“醋酸泼尼松 1.25mg/日，顿服”治疗。就诊于北京协和医院，查血常规：白细胞 10.24×10^{9}/L，中性粒细胞 0.666，淋巴细胞 0.244，红细胞 3.9×10^{12}/L，血红蛋白 118g/L，红细胞压积 34.1%；血总蛋白 31g/L，白蛋白 12g/L，天门冬氨酸氨基转移酶 73u/L，总胆汁酸 12.3μmol/L，血肌酐 157μmol/L，尿素 14.02μmol/L，尿酸 545μmol/L，无机磷 1.50mmol/L，总胆固醇 9.20mmol/L，甘油三酯 2.00mmol/L，高密度脂蛋白胆固醇 0.65mmol/L，低密度脂蛋白胆固醇 6.54mmol/L；超敏 C 反应蛋白 109.37mg/L；前蛋白 15mg/L。24 小时尿量 290ml，尿总蛋白 2420.7mg/L，24 小时尿蛋白总量 0.70g/24 小时。尿红细胞（潜血）80Cells/μl；尿红细胞数量 31.2/μl；尿白细胞数量 31.6/μl；管型数量 8.1/μl；上皮细胞数量 31.6/μl；细菌数量 60.1/μl。予抗生素（具体用药及用量不详）静滴。现症：发热无汗，周身酸痛，右下肢痛甚，行走困难，坐轮椅来诊。咽痛而干，偶咳无痰，口干口渴，恶心，纳食减少，头晕不痛，大便干，2 日一行，尿少色黄，24 小时约 300ml，双下肢浮肿至膝。查：血压：120/100mmHg。咽部充血，扁桃体无肿大，舌淡红苔薄黄略腻，脉浮细数。证属温邪上受，表里郁闭，治以透表宣郁、表里双解，处方：银花 15g，连翘 15g，荆芥穗 8g，牛蒡子 10g，蝉蜕 6g，僵蚕 9g，姜黄 8g，酒大黄 5g，柴胡 20g，黄芩 10g，芦根 15g，炒栀子 10g，淡豆豉 15g，猪苓 10g，茯苓 10g。3 剂。二诊：服上药 2 剂发热即退，周身酸痛、头晕消失，步行来诊。咽已不痛，咳嗽已止，口干口渴减轻，仍恶心纳差，大便稀，每日 5 至 6 次，无腹痛。尿量增多，24 小时约 800ml。双下肢浮肿、沉重乏力明显减轻。舌质暗红苔薄黄，脉沉细。续用柴胡 18g，黄芩 10g，法半夏 9g，太子参 10g，沙参 12g，猪苓 12g，茯苓 12g，泽泻 15g，麸炒白术 10g，益母草 10g，白茅根 18g，蝉蜕 5g，连翘 15g，生姜 3 片，炙甘草 8g。14 剂调治。

原按　本例病人既往肾病综合征病史 5 年，体质素虚。此次发热脉症合参，证属温邪上受，表里郁闭。表气郁闭，热不得越，则发热无汗，周身酸痛，右下肢痛甚，咽痛而干，偶咳无痰，口干口渴。里气郁结，秽浊阻塞，则恶心，纳食减少，头晕不痛，大便干；气机升降失调，水道不通，则尿少色黄，双下肢浮肿。治疗以升降散升清透邪，降浊逐秽清里；配伍银翘散加减，辛凉疏风透表；黄芩、栀子豉汤、柴胡宣郁解热；猪苓、茯苓利尿清热祛邪，总以透表宣郁、疏通里气、表里双解为要，故二剂药热退，尿量增，继以小柴胡汤、五苓散加减治疗原发病。［杨光，薛燕星. 薛伯寿运用升降散加减治验五则［J］. 光明中医，2015（06）：1288–1290.］

案 13　腰凉恶风（薛伯寿医案）

张某某，女，59 岁，2013 年 4 月 12 日初诊。自觉腰部发凉、怕冷恶风一年，不伴腰痛，受风则鼻塞、流涕、周身酸痛不适。咽部疼痛、如物梗阻，夜间症状加重，口干不苦，纳食可，食后胃脘、两胁肋部胀满，大便2～3日一行，偏干。夜眠安，平素性情急躁，怒时口唇青紫。双下肢有牛皮癣病史，近日皮损向外蔓延扩大，瘙痒甚。舌质暗红，苔薄白，脉沉弦。证属气郁血滞，痹阻不通，治以理气活血，泻浊通络，处方：蝉蜕 6g，僵蚕 8g，姜黄 8g，酒大黄 3g，黄芪 18g，女贞子 10g，赤芍 10g，防风 9g，牛蒡子 9g，荆芥穗 8g，连翘 15g，蒲公英 12g，土茯苓 15g，白鲜皮 15g，苍术 10g。7 剂。

二诊：药后腰部发凉、怕冷恶风明显减轻，咽痛消失，大便转畅，下肢皮损面积显著缩小，瘙痒减轻，仍口干，食后两胁肋胀满，舌质暗红，苔薄白，脉沉细弦。处方：蝉蜕 5g，僵蚕 8g，郁金 10g，炒栀子 10g，黄芪 18g，女贞子 10g，菟丝子 10g，赤芍 10g，防风 8g，黄精 15g，当归 10g，浙贝母 10g，连翘 15g，荆芥穗 8g，牛蒡子 9g，白鲜皮 15g。7 剂。药后随访，腰部发凉、怕冷恶风、口干消失，已无食后两胁肋胀满，下肢皮损明显好转，瘙痒未作。

原按　本例辨证属于气郁血滞，痹阻不通，用升降散调畅三焦气机，增黄芪赤风汤益气活血，祛风通络之功，加用荆芥穗、连翘、土茯苓、白鲜皮、苍术祛湿泻浊、清热解毒。二诊诸症减，守法加女贞子、菟丝子、黄精、郁金、炒栀子养血滋阴，疏肝达郁收功，疗程中未用温热药物而腰凉怕冷止，且对牛皮癣有明显疗效[3]。［杨光，薛燕星.薛伯寿运用升降散加减治验五则［J］. 光明中医，2015（06）：1288–1290.］

案 14　腮腺炎合并脑膜炎（李士懋医案）

刘某，男，11 岁。5 日前患腮腺炎，右耳下腮腺肿大，高热不退，合并脑膜炎，神识昏昧，体温 40.5℃，邀余至医院诊治。脉沉躁急而数，舌绛红苔薄黄干，大便 2 日未解。此少阳郁热内传心包。予升降散合栀子豉汤，加青蒿 10g、黄芩 8g、板蓝根 10g、马勃 3g、薄荷 4g、连翘 15g。2 剂神清热退，颊肿渐消。

原按　此症为热郁气分，气滞不达，郁热不得外透，逼热入营，而见神识昏昧。升降散合栀子豉汤，升清降浊，透达气分之郁热。气机畅通，郁热自可外达而解。王孟英曰："凡视温证，必察胸脘，如拒按者，必先开泄。""虽舌绛神昏，但胸下拒按，即不可率投凉润，必参以辛开之品，始有效也。"柳宝诒云："凡遇此等重症，第一先为热邪寻出路。"邪虽入营，亦必求其透转。升降散合栀子豉汤，升清降浊、辛开苦降，旨在疏理气机，使陷入心包之热得以透转。若率用凉润，反引邪深入。王、柳二公之言当细玩味。[田淑霄，李士懋. 升降散及临床运用. 河北中医学院学报，1994，9（1）：40–44]

附：郁热的临床特征

掌握了郁热的特征，就可灵活运用升降散，而不为其纷纭繁杂的症状所惑。下面从脉、舌、神色、症分述之。

其一：脉　郁热的典型脉象是沉而躁数。脉何以沉？……郁热的一个重要病理改变就是气机郁结，使气血不能外达以充盈鼓荡血脉，故尔脉沉。正为《四言举要》所云："火郁多沉。"脉之沉伏程度，与气机郁结程度成正比。气郁轻者，脉不浮，可中取而见，如杨栗山云："凡温病脉，不浮不沉，中按洪长滑数，右手反盛于左手，总由怫热郁滞，脉结于中也。"此即指气郁较轻者。气郁重者，脉不仅不浮，反而见沉、见伏，甚至脉厥。如《温病条辨・卷二・六条》："邹日明温病……脉沉伏，或并脉亦厥"，此即气郁极重而致脉厥者。

脉何以躁？因热邪郁伏于内使然。热为阳邪，主升、主动，气机郁结，热伏于内，必不肯宁静，躁动不安，奔冲激荡，扰动气血，故脉躁数急迫。如《医家心法・诊法》云："怫郁之脉，大抵多弦涩凝滞，其来也必不能缓，其去也必不肯迟，先有一种似数非数躁动之象。”若郁闭重者，气血滞泣。脉可呈沉小、沉细、沉涩、沉迟乃至脉厥，例《伤寒论·208条》“阳明病脉迟”。

热郁脉之沉小、细、涩、迟、厥，有类虚寒，然断不可误为虚寒。对此，杨栗山曾告诫曰：“凡温病内外有热，其脉沉伏，不洪不数，但指下沉涩而小急，断不可误为虚寒。”二者区别关键在于沉候有力无力，沉取按之无力者，即为虚寒，若沉取按之躁急有力者，即为实热。正如《四诊抉微》曰：“阳气微，不能统运营气于表，脉显阴象而沉者，则按久越微；若阳郁不能浮应卫气于外，脉反沉者，则按久不衰。阴阳寒热之机，在于纤微之辨。”

其二：舌 郁热之舌当红，因气机郁结，邪热不能外达而上灼，故尔舌红。由于郁热的轻重不同，舌红的程度亦有差异。轻者舌微红或仅舌尖红或舌尖部有晶莹突起之红点为粟状；重者全舌皆红，甚至舌绛少津，极重则舌绛干敛。但某些特殊情况下，如大出血、血液病严重贫血、大量输液等，郁热虽盛而舌淡，此时之淡舌不以虚看，当舍舌从脉。

若因湿浊壅塞阻滞气机而导致郁热者，舌苔当厚腻而舌质红。湿未化热则苔白；湿初化热则苔白腻微黄；湿已化热则苔黄腻；湿已全部化热化燥则苔干黄或黑而起芒刺；若湿未化而津已伤者，则苔白厚而干或如积粉，舌质深红或绛紫。

其三：神色 郁热上冲则面赤，然因气滞而气血不畅，故面虽红而有暗滞之感，郁重者，可面色青紫而暗滞。其神，可心烦少寐，或心中躁扰不宁，或谵语、狂躁、神昏。若因湿遇热伏者，可神情呆滞、嗜睡、朦胧。

其四：症 郁热的症状特点是，内呈一派热象，外呈一派寒象。气机郁滞，阳郁不达，外失阳之温煦，故外呈寒象，如恶寒恶风、肢厥腹冷等；热邪郁伏于内，故内呈热象，如身热、烦渴、胸腹灼热、口秽气粗、溲赤便结等。热扰于心则心烦、昏谵、狂乱；热迫于肺则咳喘、气粗；热郁少阳则口苦、咽干、目眩、胸胁苦满；热淫于肝则动风；热邪迫血妄行则动血发斑；郁热上冲则面赤目赤、咽痛头痛、头汗；郁热下迫则小便赤涩、协热下利或热结旁流等。

以上诸项特点中，以脉沉而躁数最关紧要，其次为舌，若见沉而躁数之脉，舌质又红者，即可诊为郁热。至于症状，千差万别，只作参考，所谓外寒内热，仅指典型郁热证而言，多数没有外寒的表现，不可因无外寒而否定郁热的存在。

郁热的治疗

因为郁热证的病机，一是气机郁滞不畅，二是热郁于内不能透达，所以针对上述病机，则郁热证的治疗原则为宣畅气机，清透郁热。

如何宣畅气机？原则是祛其壅塞，展布气机。因造成气机不畅的原因众多，六淫外袭、或痰湿、瘀血、食积、腑实等壅塞气机者，须祛邪以畅达气机，若情志怫郁而气机不畅者，则须行气理气以疏达气机，若正气虚馁而气机不畅者，又宜扶正以畅达气机。总之，要针对造成气机不畅的原因，有的放矢。

如何清透郁热？“热者寒之”，里有热邪，故当以寒凉之品清之。但清热时，一定要勿过寒凉，因过寒则遏伏气机，则热邪更不易透达，当选用寒而不遏之品清热最宜。经云：“火郁发之”。热郁亦即火郁，亦当发之，所以在治疗郁热证时，当以发之为首务，而清居其次。

升降散善能升清降浊，行气活血，透发郁热，不仅为治温之总方，亦为治郁热之总方。故凡郁热者皆可以升降散主之。

由于致郁原因各异，热邪轻重之殊，正气强弱不同，故临床使用升降散时，尚须依据病情灵活化裁。因湿遏热郁者，加茵陈、滑石、佩兰、菖蒲等；温邪袭肺致郁者，加豆豉、栀子皮、连翘、薄荷、牛蒡子等；情志怫郁致郁者，加玫瑰花、代代花、绿萼梅、川楝子等；瘀血而致热郁者，加赤芍、丹皮、桃仁、红花、紫草等；痰浊蕴阻致热郁者，加瓜蒌、川贝、黛蛤散、杏仁、竹沥等；食积中阻而热郁者，加三仙、鸡内金、炒枳壳、焦槟榔等；阳明腑实热郁者，加芒硝、枳实；郁热重者加石膏、知母、黄芩等；热郁津伤者加芦根、花粉、石斛等；热郁兼气虚者，去大黄加生芪、党参、升麻、柴胡等；肝经郁热上扰者，加桑叶、菊花、苦丁茶、胆草、栀子、石决明等。总之，应用广泛、加减颇多。

郁热经治疗透达之后，可见身热反剧，面赤、口渴反增等现象，此非病情加剧，乃郁热外达，肌表之热反呈显露之象。判断郁热已然外透的主要标志有五：一为脉由沉伏渐转浮起，由细小迟涩转洪滑数大且兼和缓之象；二为舌由绛紫干敛转红活而润；三为周身，四肢由逆冷转温；四为神识由昏昧转清；五为由无汗转周身漐漐之正汗。［田淑霄，李士懋. 升降散及临床运用. 河北中医学院学报，1994，9（1）：40–44］

方剂速记歌诀

升降散用蝉僵蚕，姜黄大黄也开煎；
表里三焦郁热症，寒温条辨用之先。

银翘马勃散 02

【来源】

银翘马勃散，源于清·吴鞠通《温病条辨》上焦篇。

【组成】

连翘一两　牛蒡子六钱　银花五钱　射干三钱　马勃二钱

【用法】

上为散，服法如银翘散法。不痛但阻甚者，加滑石六钱，桔梗五钱，苇根五钱。

【功效】

开痹宣肺。

【主治】

湿温喉阻咽痛，银翘马勃散主之。

【方解】

肺主气，湿温者，肺气不化，郁极而一阴一阳（谓心与胆也）之火俱结也。盖金病不能平木，木反挟心火来刑肺金。喉即肺系，其闭在气分者即阻，闭在血分者即痛也，故以轻药开之。

【临床应用提要】

国医大师伍炳彩教授认为银翘马勃散乃“辛凉微苦”之剂，可清热解毒、利咽除湿。原用于治疗太阴湿温，湿热郁阻上焦，肺气不化，心胆之火俱结所致之喉阻咽痛。伍炳彩教授运用此方不离于咽喉，又不止于咽喉。临证除用于以咽喉病变为主的疾患如急、慢性咽喉炎，扁桃体炎等。亦常用于诸如感冒、咳嗽、发热、失眠、痹证、肿胀等症伴见有咽喉不适，或咽喉疼痛，或咽部红肿，或咽中有痰、梗阻不适，或扁桃体肿大，或咽后壁有滤泡增生等症状。因此，临床应用银翘马勃散时要高度重视咽喉的望、问诊。[夏鑫华. 伍炳彩运用银翘马勃散经验. 江西中医药，2003，34（10）：5–6]

【临床应用】

案 1　咳嗽（伍炳彩医案）

李某，女，35 岁，教师。3 周前因感冒而出现恶寒发热、鼻塞流涕、头痛微咳等症。自服感冒药后，诸症渐愈，唯咳嗽加剧，咽喉干痒疼痛，痒则咳嗽，昼夜不休，干咳少痰，口鼻干燥。查体见咽部充血明显。舌质红苔薄黄，脉浮稍数。予银翘马勃散合桑杏汤加减：银花 12g，连翘 12g，马勃 10g，牛蒡子 6g，射干 10g，杏仁 10g，桑叶 10g，浙贝 10g，北沙参 15g，栀子 6g，钩藤 10g，薄荷 5g，嘱煎药时再自加梨皮半个。前后服药 7 剂而获痊愈。

原按　咳嗽是临床常见病，究其成因不外外感、内伤二途。咽喉上通天气，下通地气，为肺胃之门户，外感风热、燥热之邪从口鼻而入，常侵袭咽喉，致门户闭郁，肺气失宣而咳嗽。此种咳嗽（西医谓之喉源性咳嗽）常有咽喉疼痛不适，咽痒则咳，干咳无痰或痰少等特点。治疗如仅从肺部着手而忽略咽喉，多难获效。此例病人，咳嗽主要因为咽喉不适，加之咳久渐愈化燥伤阴，故处以银翘马勃散合桑杏汤清热利咽，润肺止咳，加钩藤、薄荷祛风止痒而获全效。[夏鑫华. 伍炳彩运用银翘马勃散经验. 江西中医药，2003，34（10）：5–6]

案 2　胸闷（伍炳彩医案）

刘某，女，47 岁。近 2 个月来时觉胸闷不舒，胸中似有物堵塞，气短乏力，心烦不寐。自觉咽喉有痰，梗阻不适（素有慢性咽喉炎）。胸透及心电图检查未见异常。舌质偏红苔淡黄根厚，脉弦滑。予银翘马勃散合茯苓杏仁甘草汤加减：

银花 10g，连翘 10g，马勃 10g，牛蒡子 6g，射干 10g，茯苓 10g，杏仁 10g，甘草 6g，郁金 10g，枇杷叶 10g。服药 5 剂，胸闷减轻，胸中堵塞感消除，咽喉痰阻感较前减轻，唯稍觉胸痛、疲乏。守方加丹参 10g、太子参 15g，继服 7 剂而愈。近期随访无复发。

原按 胸部乃心、肺寄居之所，故胸闷一症多与心、肺二脏气机不畅有关。而导致气机不畅的原因，伍师认为湿、痰、饮、瘀邪为多。此例病人，观其症状，乃痰湿阻滞，肺气不宣，渐愈化热而致，用银翘马勃散一可清痰郁之热，二可祛除咽部之湿，使门户开阖正常，肺气升降有序；茯苓杏仁甘草汤宣肺化痰除饮，乃治胸痞气短之常用方；郁金、枇杷叶行气化痰，是伍师治胸闷常用的药对；后合丹参、太子参可补气活血解郁。诸药合用，效如桴鼓。［夏鑫华. 伍炳彩运用银翘马勃散经验. 江西中医药，2003，34（10）：5–6］

案 3 发热（伍炳彩医案）

万某，男，65 岁。发热 1 个月，请伍师诊病前一直在医院住院治疗，发热原因不明，住院行抗生素治疗效果不显。自诉发热多于午后起，稍恶寒，热势不高（T37.3～37.7℃），伴全身汗出。咳嗽咯痰，痰少而黏，口干咽燥，疲乏无力，胸闷身重。大便溏薄，小便黄。查体咽稍红肿。舌质红苔厚稍黄，脉细稍数。予银翘马勃散合杏仁汤加减：银花 12g，连翘 12g，马勃 10g，牛蒡子 6g，射干 10g，茯苓 10g，杏仁 10g，甘草 6g，黄芩 6g，白蔻仁 6g，桑叶 10g，滑石 12g，梨皮 10g，川贝 4g。服 5 剂，发热减（T37.1～37.4℃），咳嗽减，精神较前佳，仍胸闷不适，时觉恶心欲呕。守方加青蒿、陈皮、竹茹各 10g，继服 7 剂，发热除，胸闷大减，偶咳嗽，唯觉疲乏纳差，乃以调理脾胃善后。

原按 发热一症，原因甚多。而长期低热，缠绵难愈者，伍师认为其病因多为湿温或阴虚，其中又以湿温为多（如此例病人）。银翘马勃散合杏仁汤是伍师治疗长期低热不退伴见舌苔厚咽喉不适之常用方。杏仁汤亦出自《温病条辨》，原为伏暑肺疟咳嗽而设，属苦辛寒剂，与辛凉微苦之银翘马勃散相合，既可清表里之热（银花、连翘、桑叶、黄芩），又可宣肺健脾，使湿上下分消（茯苓、杏仁、滑石、白蔻仁）。湿热一除，诸症咸却。［夏鑫华. 伍炳彩运用银翘马勃散经验. 江

西中医药，2003，34（10）：5–6］

案 4　不寐（伍炳彩医案）

张某，女，45 岁。反复失眠半年余，每晚仅能睡 2～3 小时。心烦多梦，躁扰不安，头晕胸闷，纳差，食后嗳气频，时觉恶心欲呕。口苦口干，咽喉干燥疼痛，大便干结，小便黄。查体见咽部红肿，口腔内有一溃疡（自诉食辛辣之物极易发咽痛及口腔溃疡），舌质红苔黄厚。予银翘马勃散合温胆汤加减：银花 10g，连翘 12g，马勃 10g，牛蒡子 10g，射干 10g，茯苓 10g，半夏 10g，陈皮 10g，枳壳 10g，竹茹 10g，酸枣仁 10g，夜交藤 15g，甘草 6g。前后服药 20 余剂，失眠改善，每晚可眠 5 小时左右。现仍坚持治疗。

原按　不寐即失眠，是临床常见顽症之一，病程长，病因复杂，预后多不理想。上述病人据其症，病因既有心火偏亢，心神不安，又有胃气不和，痰热上扰。所施银翘马勃散，伍师认为其主入手少阴心经，可清心火，利咽除湿（其君药连翘，主入心经，《本草纲目》谓可泻心火，除脾胃湿热，泻心经客热）；而温胆汤，乃理气化痰和胃之名方。二方合用，辅以酸枣仁、夜交藤，可清心火，除痰热，理气和胃安神，故可见效若是。［夏鑫华. 伍炳彩运用银翘马勃散经验. 江西中医药，2003，34（10）：5–6］

案 5　喉痹（李孔定医案）

佟某，女，7 岁。1991 年 10 月 14 日诊。因发热咽痛 3 天，自服板蓝根冲剂无效。诊见：体温 38.4℃，咽痛，吞咽不利，咳嗽，口干。查：咽部红肿，悬雍垂肿胀，左侧颌下有肿核 1 个，舌质红，舌苔薄白，脉数。证属风热喉痹。治以清热解毒，凉血散瘀。药用：连翘、牛蒡子、射干、威灵仙各 10 克，银花、黄芩、赤芍、神曲各 12 克，马勃、丹皮各 6 克，蒲公英 15 克，甘草 3 克。服药 2 剂，热退，咽痛减轻，续服 2 剂告愈。

原按　咽喉为肺胃的门户，若外感风热邪毒，伤及肺卫，侵犯咽部，或胃热壅盛，火邪熏灼咽喉，热盛血瘀，则咽部红肿热痛，吞咽不利或困难，口干喜饮，甚则高热，舌红，苔薄白或黄，脉数。检查可见咽部及喉核红肿，悬雍垂肿胀，或颌下有肿核。对于本证的治疗，李老以清热解毒，凉血散瘀为大法，并言："咽部因热则血瘀而红肿，血瘀则脉络不通而疼痛。治应清热解毒，毋忘凉血散瘀。"他常用银翘马勃散加蒲公英、黄芩、威灵仙、赤芍、丹皮、甘草进行治疗，疗效颇佳。[景洪贵，张耀. 李孔定治疗喉痹的经验. 四川中医，1992，(10)：18]

方剂速记歌诀

银翘马勃散，牛蒡射干攻；
湿温咽痛解，心胆两经清。

杏仁汤03

【来源】

杏仁汤，源于《温病条辨》上焦篇。

【组成】

杏仁三钱　黄芩一钱五分　连翘一钱五分　滑石三钱　桑叶一钱五分　茯苓块三钱　白蔻皮八分　梨皮二钱

【用法】

水三杯，煮取二杯，日再服。

【功效】

轻宣肺气。

【主治】

舌白渴饮，咳嗽频仍，寒从背起，伏暑所致，名曰肺疟，杏仁汤主之。

【方解】

肺疟，疟之至浅者。肺疟虽云易解，稍缓则深，最忌用治疟印板俗例之小柴胡汤，盖肺去少阳半表半里之界尚远，不得引邪深入也，故以杏仁汤轻宣肺气，无使邪聚则愈。

【临床应用提要】

国医大师伍炳彩教授认为此方乃风热挟湿，苦辛寒法。本病的病因为伏暑，病名为肺疟。其适应证，据临床所见，尚有寒热如疟，汗出热解，汗出不能下达至脚，唇、喉、齿干燥及口中黏腻，舌苔或较厚、或兼干，脉浮等湿热伤津的症状。从临床上看，本方适合于湿热弥漫三焦，而以上焦为主。临床运用时，在病因上抓住湿热伤津，在病位上抓住上焦肺，本方的治疗范围就可扩大。[伍炳彩. 杏仁汤临床运用举隅. 江西中医药，1987，(6)：26，29]

【临床应用】

案 1　脾脏切除术后发热（伍炳彩医案）

陈某某，男，43 岁，住市某院外二科，1987 年 2 月 5 日会诊。病人因肝硬化合并食道静脉破裂出血而于 1987 年 1 月 7 日住市立某医院，当晚行脾切除术及胃底静脉结扎术，术后每日上午 10 时左右，先觉背部怕冷，约过 20～30 分钟即发热，体温逐渐上升至 39℃多，至晚汗出热退。西医认为感染，先用抗生素治疗，每三日更换一种抗菌素，至 2 月 5 日病情毫无缓解，其中合并西医支持疗法，如输液输血、输入白蛋白等，并用中药滋阴清热之剂，体温始终不见下降，乃于 2 月 5 日请余会诊。诊时除上述症状外，并有咳嗽，痰不易出，色白量少，喉干胸闷，口渴欲冷饮但量不多，食后稍胀，体温下降时虽有汗出，但汗出至胸，不能下达至脚，口黏，小便黄，苔白稍厚，舌红，脉弦数，两寸俱浮。诊断为肺疟，投以杏仁汤加味：杏仁 10 克，黄芩 10 克，连翘 10 克，白蔻仁 6 克，滑石 15 克，冬桑叶 10 克，射干 10 克，郁金 10 克，白通草 3 克，鲜梨 1 枝（连皮切），3 剂，每日 1 剂。

2 月 8 日二诊：药后怕冷除，体温下降至 37.9℃，咳嗽减轻，时闷除，唇仍干燥，口渴稍减，口稍黏，苔白稍厚，脉弦稍数，寸稍旺，仍用上方去射干、郁金，3 剂，每日 1 剂。以后连诊几次，均同上方不变，至 2 月 17 日，体温降至 37.4℃，口黏除，唇齿干燥亦消失，小便转为淡黄，乃转用青蒿鳖甲汤，热全退清。[伍炳彩. 杏仁汤临床运用举隅. 江西中医药，1987，(6)：26，29]

案 2　尿路感染发热（伍炳彩医案）

罗某某，女，38 岁，1974 年 5 月 24 日初诊。病人有尿路感染病史，每逢劳累或食辛辣之物过多而发。近又尿频、尿急、尿痛，尿时灼热，并伴先寒后热，汗出热退，腰痛等症，体温高达 41℃，家属甚为惊慌。曾在某医院注射庆大霉素并内服抗生素等治疗，体温不见下降，尿路刺激症状亦未明显缓解，住院治疗又苦于无床位，乃商治于余。余细询其症，尚有咳嗽喉干欲饮，切其脉弦数两寸浮，遂投杏仁汤原方加柴胡、左秦艽各 10g，一剂寒热顿挫，两剂寒热消失，尿频尿急等症明显缓解。后去柴胡、秦艽，连服 10 余剂，诸症全消，化验正常而停药。［伍炳彩. 杏仁汤临床运用举隅. 江西中医药，1987，（6）：26，29］

案 3　慢性结肠炎（伍炳彩医案）

章某某，男，54 岁，1987 年 3 月 5 日初诊。病人有慢性结肠炎史 10 余年，屡治不效，大便每日 2～3 次，多则 4～5 次，软而不成形，有时带黏液，便前无明显肠鸣腹痛等症，伴唇喉干燥，口黏口渴，苔白厚而干，舌红脉浮，拟诊为湿热伤津化燥，投以杏仁汤原方，原只想先缓解湿热伤津之燥象，又清湿热，不意服药之后不但干燥诸症好转，大便次数亦减，遂用原方连服 20 余剂，唇喉干燥大减，口黏亦减，大便转为每日一次。追访至今，大便均正常。［伍炳彩. 杏仁汤临床运用举隅. 江西中医药，1987，（6）：26，29］

案 4　肾结石（伍炳彩医案）

余某某，女，62 岁，于 1986 年 11 月 21 日初诊。病人因左侧腰腹疼痛而就诊于省某附属医院，拍片诊断为左肾结石，因合并糖尿病、高血压而就诊于中医。就诊时除左腰腹胀痛外，伴小便短黄，有时浑浊，唇口干燥，欲温饮量不多，食纳一般，苔白稍厚，舌红，脉两尺沉，两寸俱浮，投以杏仁汤原方，病人因服药舒适，而就诊又苦于路远，于是连服 20 剂，觉腰腹疼痛明显减轻，小便浑消失，唇口干燥缓解，因再去拍片检查，诉结石未见云云。［伍炳彩. 杏仁汤临床运用举隅. 江西中医药，1987，（6）：26，29］

案 5　感冒后食纳欠佳（伍炳彩医案）

彭某茱，女，6 岁，于 1984 年 10 月 2 日初诊。其母诉患儿前些天感冒发热咳嗽，经用西药热退咳嗽减，但食纳甚差，吃饭如吃药，乃来就诊。询之咳嗽痰少，唇喉干燥，口稍渴，纳差，食后胀。小便短，苔白较厚，脉两寸俱浮，乃湿热伤津化燥，病为中上两焦之候，投以杏仁汤原方，连服 3 剂，诸症大减，咳嗽除，再投 3 剂，食纳完全恢复，唇喉干燥等症亦消失。[伍炳彩. 杏仁汤临床运用举隅. 江西中医药，1987,（6）：26，29]

案 6　积热感寒发热案（刘英锋医案）

李某，男，27 岁，就诊时间：2004 年 12 月 12 日。一天前因食狗肉较多，夜间燥热踢被受凉，次日晨起醒来忽觉头痛头昏，身体作冷，继觉全身燥热，测体温 39.4℃，伴身疲乏力，间有汗出，头痛以两颞连及前额为主，略有喷嚏，咳嗽咯痰，心烦，口苦口黏，口干欲冷饮，纳呆，小便黄，大便软。舌质淡红、苔厚腻稍黄，脉浮滑稍数。既往史：平素喜吃荤食。分析病情后认为，此属积热体质，复受寒风，引发湿热内盛，病位以少阳、太阴为主。处方以柴胡杏仁汤加减：柴胡 12g，黄芩、法半夏各 10g，杏仁 15g，白蔻仁 8g（后下），桑叶 12g，滑石（包）、茯苓各 15g，大腹皮、连翘各 10g，薏苡仁 15g，佩兰 10g。4 剂，水煎服，嘱其热未退时，日 1 剂、夜 1 剂。后未见复诊，以电话追踪，得知：服药后，第二日清晨，开始汗出热退，服尽余剂，诸症消失。

原按　刘老师认为，本病先冷后热、两颞头痛、口苦心烦，是少阳感寒郁火之征；咳嗽、咯痰、口黏，口干、头昏、乏力、间有汗出、纳呆，是太阴湿郁，而以肺经为主，故治以柴胡杏仁汤。小柴胡汤去参、姜、枣，是虑其内有湿热而不宜甘温；杏仁汤加薏苡仁、佩兰，是从脾助肺，加强化湿。[曹彩云，占玮. 刘英锋教授寒温合方退高热经验. 四川中医，2007，25（1）：1–2]

案 7　感寒动温发热案（刘英锋医案）

侯某，男，21 岁，就诊时间：2006 年 5 月 14 日。4 天前无明显诱因自觉胸骨右侧疼痛，继则发热达 38℃，于门诊输液（抗生素，药名不详）2 天，热不见退，昨起两颞侧头痛，发热至 39.3℃，身作冷伴寒战，有轻度咳嗽，但咳则胸骨右侧痛更甚，咯痰少，无胸闷气短，无呼吸困难，今晨腋温 39.7℃，身仍作冷，头颞痛如前，且昏沉而闷，纳差恶心，口干不欲饮，夜寐不安，大便尚可，小便色黄。舌质红，苔淡黄厚，脉细偏缓。体征：形体结实，精神困顿，面带赤色。血压 130/80mmHg，血中性粒细胞 7.2×10^9/L；胸片显示：两肺纹理粗乱，考虑为支气管炎变。中医辨证：上焦寒风郁热，热与湿合，病位在少阳兼太阴。处方以柴胡杏仁汤加减：柴胡、黄芩、天花粉、杏仁各 15g，白蔻仁 8g（后下），桑叶 10g，连翘、滑石（包）、茯苓各 15g，大腹皮、桔梗各 10g，6 剂，嘱病人昼夜共服 2 剂。3 天后复诊：服上方 1 剂后，即身汗出热退，身怕冷微，次日头痛、咳嗽也大减而不显，纳可，精神转佳。尽剂后，除微有口干、喜凉饮而不多，余症均除。舌微红，苔中后略厚，脉缓滑。此为寒风已解，湿热退而未尽，处以少量除湿清热之品善后。

原按　刘老师认为，此病属于寒温并发，表里同病，而温属湿热者。其发病机制是寒从少阳而受，湿从肺胃而生，寒中郁火、湿中蕴热，相互发动。胁痛颞痛，发热寒战，少阳伤寒谛也；发热咳嗽、咳则胸痛，头昏口干，肺经温病无疑。此病有类于西医的呼吸道感染，其或咳或不咳，血象不高，肺纹理增粗，多为病毒性感染所致的疑难发热，此用抗生素效果自然不佳。

柴胡杏仁汤就是刘英锋老师寒温合辨的经验组方之一。本方即由《伤寒论》小柴胡汤与《温病条辨》杏仁汤合方而成（柴胡、黄芩、法半夏、甘草、杏仁、桑叶、连翘、白蔻仁、滑石、茯苓、梨皮）。刘老师临床常用于“感寒动温、寒温并发”之病所致急重发热、疑难发热，每能收到良好效果。

柴胡杏仁汤所主病证，乃湿热蕴伏于手太阴肺，风寒复感于手少阳之上焦，肺脏位居于上焦，风寒与湿热相引，内外并发而成少阳相兼太阴、寒温夹杂之证。其所以少阳风寒易于引动太阴湿热者，以少阳三焦为水火两行之道路，风寒犯及少阳，枢机似有不利，既可郁火助热，也可滞水助湿，而三焦之上段与肺相邻，肺中内伏之湿热，即可得火郁水滞之助而乘时发难。

柴胡杏仁汤之配伍，在病因上，取小柴胡汤以辛散外来之风寒，取杏仁汤以清透内伏之湿热；在病位上，取柴胡宣发少阳三焦气机以助营卫外达，取桑、杏、蔻仁宣降太阴肺卫清气以助湿热透解；在病机上，取黄芩配半夏之辛开苦降、滑石配茯苓之甘凉淡渗，分别清利分消少阳、太阴两经蕴生之湿热；余药梨皮、甘草，一以护肺津、一以安胃气，防其热久不退而暗耗津气。［曹彩云，占玮．刘英锋教授寒温合方退高热经验．四川中医，2007，25（1）：1-2］

方剂速记歌诀

杏仁汤内翘滑桑，苓蔻梨芩取法凉；
渴饮舌白伏暑致，咳频背冷速煎汤。

当归拈痛汤 04

【来源】

当归拈痛汤，源于张元素《医学启源》。金·李东垣《兰室秘藏》卷中腰痛门，名拈痛汤。

张元素（洁古）是金代著名医家，为教其门人，乃著《医学启源》一书。书中例举两首方剂，示人以“比证立方之道”，其一便是“当归拈痛汤”。张元素已对该方的主治、组成、用量、服法等，都作了详细的说明。后世引用者除在药物用量、煎服方法上稍有出入外，它项均遵原意；阐发此方之精义，亦无出于张氏之右者。李东垣述采用此方，只是师承，并非首创。

【组成】

白术一钱五分 人参（去芦） 苦参（酒炒） 升麻（去芦） 葛根 苍术各二钱 防风（去芦） 知母（酒洗） 泽泻 黄芩（炒） 猪苓 归身各三钱 炙甘草 黄芩（酒洗） 茵陈（酒炒） 羌活各五钱

【用法】

上㕮咀，每服一两，水二大盏煎至一盏，去粗，食远服。

【功效】

活血通络，清热利湿（燥湿清热、上下分消、宣通经脉关节）。

【主治】

《医学启源》“湿热为病，肢节烦痛，肩背沉重，胸膈不利，遍身痛，下注于胫，肿痛不可忍”。

【方解】

《医学启源卷下》：“《经》云：湿淫于内，治以苦温。羌活苦辛，透关利节而胜湿；防风甘辛，温散经络中留湿，故以为君。水性润下，升麻、葛根苦辛平，味之薄者，阳中之阳，引而上行，以苦发之也。白术苦甘温，和中除湿；苍术体轻浮，气力雄壮，能去皮肤腠理之湿，故以为臣。血壅而不流则痛，当归身辛温以散之，使气血各有所归。人参、甘草甘温，补脾养正气，使苦药不能伤胃。仲景云：湿热相合，肢节烦痛，苦参、黄芩、知母、茵陈者，乃苦以泄之也。凡酒制药，以为因用。治湿不利小便，非其治也，猪苓甘温平，泽泻咸平，淡以渗之，又能导其留饮，故以为佐。气味相合，上下分消，其湿气得以宣通矣。”

【临床应用提要】

本方主要用于治疗湿热瘀阻所致之四肢关节烦热肿痛等病症。临床应用以四肢关节烦痛、肩背沉重或一身烦痛，或脚气肿痛，或舌有瘀点等湿热血瘀，为其辨证要点。《汤头歌诀》中将其引申为“当归拈痛汤”。主治脚气疮疡，症见脚肿痛，舌苔白腻微黄，脉弦数。

【临床应用】

案1　风湿性关节炎（张琪医案）

周某，男，46岁，2003年3月初诊。病人3天前大量饮酒后深夜在自家楼道内睡眠数小时，次日下午出现周身肢节疼痛，左侧肘关节红肿热痛，口渴不欲饮，尿黄，心烦，舌质红、苔黄腻，脉滑数。辨证属湿热蕴于肌肉关节。治以清利湿热、宣通经络，方用拈痛汤加减。处方：当归20g，苍术、黄柏、黄芩、知母、羌活、泽泻、茵陈、苦参、猪苓各15g，防风、甘草各10g。服药10剂后，左侧肘关节红肿热痛和周身肢节疼痛明显减轻，继服10剂，上述症状消失。2年后随访，未再复发。

原按 风湿性关节炎属中医学“痹证”范畴。使用本方治疗，则与原著相符。主治：湿热蕴于肌肉关节而致肌肉烦痛，或肢节红肿，或全身痛，风湿结节硬痛红肿，或红斑痒甚，伴周身沉重，口渴不欲饮，尿黄，心烦胸闷，舌质红、苔黄腻，脉滑数。[于梅，张玉梅，张佩青. 张琪临床运用拈痛汤经验. 中医杂志，2006，47（11）：817]

案 2 过敏性紫癜性肾炎（张琪医案）

刘某，女，56 岁，2005 年 2 月初诊。因食海鲜火锅而出现双下肢皮肤紫癜，舌尖红、苔腻微黄，脉弦微数。尿常规：蛋白（+），红细胞 10～15 个/HP。治疗用拈痛汤加入清热凉血剂。处方：当归、茵陈、泽泻、知母、猪苓、藕节、生地黄各 20g，羌活、白术、苍术、黄芩、升麻、防风各 15g，苦参 10g，白茅根 30g。用药 14 天后皮肤紫癜完全消退，尿检：蛋白阴性，红细胞 1～5 个/HP。又在上方基础上加侧柏叶 20g，小蓟 25g，14 剂。服药后无新出紫癜，上方续服 30 剂尿检正常而告痊愈。半年后随诊紫癜未复发，复查尿常规正常。

原按 现代医学将过敏性紫癜性肾炎列入“小血管炎”范畴。张琪老师认为，一部分病人的病因病机为湿热之邪蕴结于血分，迫血妄行，血溢于脉外，渗于肌肤，发为紫癜；湿热循经下侵于肾，损伤脉络而为尿血。治当清热利湿、凉血止血。[于梅，张玉梅，张佩青. 张琪临床运用拈痛汤经验. 中医杂志，2006，47（11）：817]

案 3 过敏性皮肤丘疹（张琪医案）

刘某，女，60 岁，2004 年 5 月入院。病人入院前 2 个月发现尿蛋白（++），血肌酐 585μmol/L，当地医院诊断为“慢性肾功能衰竭”，服多种中西药后，颜面、双上肢皮肤出现丘疹且瘙痒，血肌酐 608μmol/L。住院时病人除皮肤丘疹外，还有周身乏力、纳差症状，舌质淡红、苔白腻，脉细微数。治疗拟“急则治其标”为原则，用拈痛汤加四物汤化裁。处方：当归、茵陈、泽泻、知母、猪苓、生地黄各 20g，羌活、白术、苍术、黄芩、升麻、防风、川芎、赤芍各 15g，苦参 10g，白鲜皮 30g。服药 7 剂后，丘疹明显减轻，因病人肾功能不全，续用上方减生地黄、川芎、赤芍，加蝉蜕、砂仁各 15g，大黄 10g，桃仁、枳实各 20g，土茯苓 50g。服 7 剂后病人丘疹完全消失。此后辨证施治肾功能衰竭，皮肤丘疹未发。

原按 慢性肾功能衰竭的病人由于肾功能受损，肾小球滤过率下降，体内毒素不能完全排出，一部分病人服药后很容易过敏而致皮肤丘疹，丘疹如指甲大小、突出于皮肤、色红、瘙痒。此为毒热蕴于血分，渗于肌肤，发为丘疹。治以利湿清热、活血疏风。[于梅，张玉梅，张佩青. 张琪临床运用拈痛汤经验. 中医杂志，2006，47（11）：817]

案 4 皮肌炎（查玉明医案）

孙某，女，30 岁。于 2006 年 7 月 13 日来诊。病人颜面浮肿 2 年半。2 年半前无诱因出现右眼睑红肿，逐渐发展致双眼睑肿胀，重则颜面肿胀，1 年半前于医大就诊，经检查确诊为皮肌炎。9 个月前始口服强的松治疗，剂量不详，雷公藤每日 6mg 至今，现口服强的松每日 5mg，仍觉肌肤肿胀，微痛，头面虚浮，下肢乏力，周身泛发瘀点瘀斑，月经提前 5 天，怕热不恶寒，大便正常。血压 150/120mmHg。满月脸，水牛背，形体肥胖，向心性肥胖，全身皮下泛发瘀点瘀斑。理化检查：ESR：49mm/小时；尿常规：蛋白质+2；肌电图：肌源性损害（进展较快）；LPH：446n/L；A 羟丁酸脱氢酶 429n/L。查：舌红绛，舌苔厚腻，脉弦滑，面色略红润。中医辨证诊为：湿热互结肌痹、虚损（皮肌炎）。此证系居处相湿，肌肉濡渍，痹而不去，得之湿地，湿浊留于中，湿热互结。治宜除湿消肿，退热止痛。方拟当归拈痛汤加减。药用：羌活 15g，防风 20g，升麻 15g，葛根 25g，苍术 15g，白术 15g，苦参 10g，黄芪 50g，知母 25g，茵陈 15g，当归 20g，甘草 10g，猪苓 20g，泽泻 20g，金银花 25g，连翘 25g，赤芍 15g。水煎服，3 日 2 剂。口服强的松 20mg，日 1 次。

二诊：服药 5 剂，头面虚浮、肌肉肿胀减轻，月经提前，乳房作胀，手足乏力，自汗，怕热，饮食及小便正常，面色红润，舌绛苔腻，脉滑，大便稀溏。血压 150/120mmHg。综合上证，病在脾肺，湿热内盛，大便稀溏，肺气不足，手足乏力，湿热内蕴，则不恶寒反恶热。效不更方。原方加入佩兰 15g 以健脾化湿。水煎服，3 日 2 剂。强的松减量至 15mg，日 1 次。

三诊：服药20剂，颜面部浮肿，肌肤浮肿明显好转，乏力消失，自汗消失，大便正常，饮食可，月经正常，乳胀消失，舌脉症均较前好转。血压150/100mmHg。效不更方。原方加柴胡15g。水煎服，3日2剂。继服20剂。强的松10mg，日1次。

原按 查老通过多年运用，临床验证认为，此方对湿郁为病、一切湿热毒邪为病确有卓效。具有除湿清热、消肿止痛、解毒散结、宣通经络之功，可上下分消、内通外泄，使壅止之邪得以宣通。[臧天霞，叶健. 查玉明教授临证医案二则. 实用中医内科杂志，2008，22（2）：10–11]

案5　骨痹（李发枝医案）

詹某，男，59岁。因左膝关节疼痛两年，肿胀热痛20天，于2009年7月22日就诊。病人自述两年来左膝关节反复疼痛，僵硬，活动不利，X线检查提示左膝退行性病变，膏药外用及口服药物后，疼痛时轻时重，上下楼时症状明显，20天前出现关节肿胀，局部发热，疼痛加重，下蹲困难，药物外用，口服止痛药疗效不明显，前来诊治，舌质偏红，苔黄厚腻，脉滑数。中医诊断：骨痹（湿热阻络）。方选当归拈痛汤加减：羌活10g，防风12g，升麻6g，葛根20g，苍术12g，白术12g，苦参6g，黄芩15g，知母20g，茵陈15g，猪苓20g，泽泻20g，当归10g，党参10g，萆薢20g，炙甘草9g。服用5剂，肿胀热痛明显减轻，自述口舌干燥，故去苍术加生地黄30g，以养阴清热，连服21天，每天1剂，症状消失。[李慧英. 李发枝教授治疗骨痹临证治验. 中医学报，2010，25（6）：1085–1086]

案6　湿疹（路志正医案）

李某，女性，36岁，河北人。因“手足湿疹两年”于2009年3月5日初诊。病人两年来无明显诱因出现手足湿疹，反复发作，发作时为小水疱样，有时为脓疱样皮疹，瘙痒明显，约10余天可自愈，每月发作2次，上肢关节窜痛，以肩背部为主，汗出少，自觉汗出后症状可减轻，夜寐差，梦多，困倦乏力，纳可，二便如常。形体消瘦，两颧浮红，舌体适中，质暗红，苔黄腻，脉弦数。辨证属湿热内蕴，风湿热毒外发肌腠。治以疏风祛湿、清热止痒。方拟当归拈痛汤加减。药用：羌活、防风各10g，防己15g，独活10g，升麻10g，当归、葛根各12g，川芎 10g，生地、赤芍各 12g，黄芩 10g，连翘 12g，薄荷（后）10g，蝉蜕 12g，炒杏仁 9g，炒苡仁 30g，炒莱菔子 15g。14 剂，水煎服。

2009 年 3 月 20 日二诊，服上方后湿疹较前减少，瘙痒减轻，无脓疱样皮疹，局部色暗，抓之有滋水，头部昏沉，口黏口干，大便日 2 次，不成形，小便如常，舌暗红苔白厚腻，脉弦滑。热毒减而湿邪尚存，仍以当归拈痛汤合清震汤化裁：炒苍术 15g，炒白术 12g，羌活 10g，防风 10g，防己 15g，升麻 10g，当归 12g，葛根 12g，川芎 10g，黄芩 10g，赤小豆 30g，蝉蜕 10g，炒杏仁 9g，炒苡仁 30g，茵陈 12g，清半夏 12g，猪苓 15g，泽泻 15g，荷叶 12g，地肤子 15g。14 剂，水煎服。服上方后诸症减轻，头昏口黏不明显，后病人按上方继服 1 月，湿疹消失。其后遇饮食不慎仍有轻度发作，服上方 7 剂即能缓解。嘱节制刺激性食物，以防复发。

原按 当归拈痛汤内调脾胃升降、外祛风湿热毒，恰合湿病的病因病机，故临床上多用于治疗湿疹属湿邪偏重者。本案初诊因热毒较重，故加用连翘、生地、赤芍等凉血解毒之品；又兼肌腠闭郁，故汗出症减，遂加薄荷、蝉蜕以开腠理。二诊热象减而湿犹存，故去凉血之药，加清震汤以除湿升清、苓泽以淡渗利湿、赤豆当归散以利湿解毒，方证丝丝入扣，故奏效颇捷。

路志正教授指出本方具有“彻上彻下、通达内外、立足脾胃、攻补兼备”之特点。对于湿热所引起的各类皮肤病，以及上、中、下多个部位者均可应用，每收良效。［杨利. 国医大师路志正活用名方的经验举隅. 湖北民族学院学报·医学版，2012，29（2）：56–58］

案 7　痤疮（路志正医案）

张某，女性，22 岁，因患类风湿性关节炎 1 年余，在某医院服激素，关节痛减轻，但痤疮多发，遂于 2010 年 6 月 10 日来诊。诊见：颜面、胸背部痤疮丛生，大如黄豆、小如黍米，周围有红晕，有些顶端有脓点，轻度痛痒感，并有困倦乏力，胸闷气短，口黏，舌暗红，苔黄腻，脉细滑数。此乃过服激素，使风湿热邪弥漫上蒸，郁久成毒，故致痤疮顶端生脓。治宜疏风清热、祛湿解毒，拟当归拈痛汤化裁：羌活 9g，防风 12g，防己 12g，升麻 12g，泽泻 12g，茵陈 15g，黄芩 12g，苦参 10g，炒苍术 12g，知母 10g，木瓜 12g，香橼皮 10g。14 剂，水煎服。

2010 年 6 月 25 日二诊，病人服上方关节痛减轻，面部痤疮明显减少，后背仍有，顶端脓点已结痂。效不更方，上方加葛根 15g，赤芍 12g，继服 14 剂。后随访痤疮渐退，2 个月后已完全消失。

原按 痤疮《内经》称之为“痤痱”，《医宗金鉴》名为“肺风粉刺”。中医学认为本病由于汗出当风，风湿之邪外袭，卫气不宣；或膏粱厚味，酿生湿热，郁而为毒；或起居、七情不节，肝火郁结。均可致毒邪郁结于肌肤发为痤疮。近年激素大量、长期使用引发者渐多，是为药毒也。本例病人除见有脓点的热毒之象外，伴有困倦、口黏，苔黄腻等湿热之征，因病发上焦，外科谓上焦多属风，故病机属风湿热毒互结，与当归拈痛汤证若合符节，故投之辄效。［杨利. 国医大师路志正活用名方的经验举隅. 湖北民族学院学报，医学版，2012，29（2）：56–58］

方剂速记歌诀

当归拈痛虚湿热，茵陈四苓与羌防；
人参当归升芩草，苦参知母葛根苍。

选奇汤05

【来源】

选奇汤，源于金·李东垣《兰室秘藏·眼目鼻门》。

【组成】

炙甘草（夏月生用） 羌活 防风以上各三钱 酒黄芩一钱，冬月不用。此一味，如能食热痛，倍加之

【用法】

上㕮咀，每服五钱，水二盏煎至一盏，去柤，食后服之。

【功效】

祛风清热止痛。

【主治】

眉骨痛不可忍。

【方解】

本证乃因风邪侵袭头面，清阳郁遏所致，故用风药羌活、防风祛风升阳，黄芩清泄郁热，甘草清热和中缓急。

张石顽释方义云："羌、防、甘草之辛甘发散，仅可治风，未能散火，得黄芩以协济之，乃分解之良法也。黄芩虽苦寒，专走肌表，所以表药中靡不用之。观仲景黄芩汤、柴胡汤及奉议阳旦汤可知。"

【临床应用提要】

本方解表清里，对于外感风寒，郁久化热内伏，遇气候变化、饮食不当、情志失调、劳累过度等触动的头痛效果颇佳。临床常用于眉棱骨痛、偏头痛，及球后视神经炎、鼻窦炎等。

历代对本方发挥较多，可供参考：明・张洁所著的《仁术便览・卷一・头痛》曰："治眉骨痛不可忍，大效。羌活、防风（各二钱），甘草（二钱，夏生冬炒），酒芩（一钱），每服三钱，水煎服。"明・楼英所著的《医学纲目・卷十五・肝胆部・头风痛・眉痛》曰："〔垣〕选奇汤，眉骨痛不可忍。防风、羌活（各三钱），酒黄芩（一钱，冬不用，如能食热痛者加之），甘草（三钱，夏生冬炙用），上咀，每服三钱水煎，稍热服，食后时服。"

《内科摘要•卷下•十一各症方药》："选奇汤。治风热上壅，眉棱骨痛，或头目眩晕。"《温热暑疫全书•卷三•暑病方论》："倘人迎弦紧而气口反大，咳嗽目疼，鼻流清涕，额与眉棱角痛，选奇汤最效。"《张氏医通•卷八•七窍门上》："白眼痛多有赤脉，若恶寒脉浮为在表，选奇汤。……风痛日久，渐变作火而羞明畏热，头目胀痛，若以风药与之则火愈炽，此风火相煽，选奇汤倍加葱白。"《张氏医通》卷五头痛门眉棱骨痛条下指出："此证多属阳明风热"，治疗以选奇汤为专方。

日本医家矢数道明《论说篇》中指出，选奇汤治疗头痛，以眉间部疼痛为特征。

【临床应用】

案 1　眉间头痛（汉方医案）

李某，30 多岁，女，初诊于 1973 年 11 月 19 日。病历：是我到茨城出差时的初诊，此病人 20 年前中学时候起一直头痛。服 Norshin（非那西汀、异丙基安替比林、咖啡因等复合镇静剂）和 Grealn（氨基比林复合制剂）才能忍受住疼痛。每月有 2～3 次剧烈疼痛，每次要卧床 3～4 日。因此每月有一半时间躺在床上。除头痛以外还有肩酸痛，背痛，上火，眩晕，站起来时头发晕。有腰痛、月经痛、失眠、手足冷。起夜小便 3 次。病人生过 2 个小孩。食欲一般，大便正常，血压 110/70mmHg。营养、脸色一般，舌稍有苔，属虚寒证。治疗：针对上冲头痛和血证让服清上蠲痛汤，以后改服当归芍药散，针对足冷和腰痛而服五积散，各服 1 个月左右，但都无效。病人说眉间到太阳穴间痛，因而从 1974 年 2 月起让服选奇汤。结果疗效好，虽然头痛没有全部消失，但服此药后 3 个月来再没有由于忍受不住头痛而整天卧床的情况，Norshin 也停服。对此位病人，可认为是初步有了疗效。[用选奇汤治疗二十年来的眉间头痛. 汉方的临床，1974 年 5 月]

案 2　眼深部疼痛（汉方医案）

张某，53 岁，女。病历：10 年前眼深部疼，每日服 Norshin（非那西汀、异丙基安替比林、咖啡因等复合镇静剂）。服 Norshin 后约 30 分钟疼痛减轻，能忍耐 4～5 小时。药效过去再次忍受不了疼痛时再服，这样 1 日大约服 2～3 次。虽然疼痛剧烈，连续时间长，但脑电图检查时无异常。头顶部发麻、耳鸣、腰痛、上火、手足冷。眼压稍高。病人生过 2 个小孩，月经于 47 岁停止后有口渴和倦怠感。病人消瘦，脸色一般。治疗：针对上冲和手足冷，让服清上蠲痛汤 3 周，但无多大疗效。针对口渴而服五苓汤也无效。血压 130/80mmHg，针对腹证有瘀血而让服桂茯丸料，但对眼痛无影响。服桂枝人参汤、半夏白术天麻汤也无效。我考虑病人虽然是眼深部痛而让服治疗眉棱骨痛的选奇汤，结果有效。继续服该药，疼痛减半。以后不服 Norshin 能忍受住疼痛了。虽然没有痊愈，但对这位病人来说选奇汤是有效的。[用选奇汤治疗眼深部疼痛. 汉方的临床，1974 年 5 月]

案 3　慢性鼻窦炎（熊继柏医案）

陈某，男，20 岁，学生。额前眉棱骨疼痛反复发作 1 年。于 2004 年 7 月 8 日初诊。病人有“慢性鼻窦炎”病史，常有额前眉棱骨疼痛，伴头晕不适，时有鼻涕，口干，舌淡红，苔黄腻，脉滑。辨证属风痰上扰之头痛，治宜清热化痰，祛风止痛；方用选奇汤合黄连温胆汤加减，方药如下：羌活 10g，防风 10g，黄芩 15g，黄连 3g，陈皮 10g，法夏 10g，枳实 10g，竹茹 10g，白芷 20g，川芎 10g。服 10 余剂而瘥。

原按　风痰上扰头痛，本型多见于慢性鼻窦炎病人，病由痰湿上蒙，清阳被阻，风痰上扰清窍所致。主症：头痛，以额前眉棱骨处明显，伴恶心呕吐，舌苔白腻，脉滑。治法：化痰祛风，通络止痛；方用选奇汤合温胆汤加减：羌活10g，防风10g，黄芩10g，陈皮10g，法夏10g，天麻10g，白芷20g，川芎10g，甘草6g。

慢性鼻窦炎病人，常出现额前眉棱骨处疼痛，阳明经行于身之前，额属阳明，眉骨也属其部。风热客于阳明，痰浊上蒙清窍而出现头痛，方用选奇汤加减。选奇汤乃《兰室秘藏》之方，专治“眉棱骨痛不可忍”，原方有羌活、防风、黄芩、甘草，方中羌活、防风疏络祛风；黄芩清泻郁热；临证时合用黄连温胆汤化痰通络；加白芷入阳明经祛风止痛而止眉棱骨痛，取得了较好的疗效。[姚欣艳. 熊继柏教授治疗内伤头痛经验. 中医药导报，2008，14（1）：21–22]

案4　眉棱骨痛（沈经宇医案）

杨某，女，43岁，1990年10月9日初诊：左眉棱骨痛如针刺3月余，叠经中西药物治疗其痛如故。近半月来痛势加重，正午尤剧。痛甚两目难睁，漾漾欲呕，口干且苦。平素经常头晕目眩，夜来少寐。诊脉弦滑，舌红苔薄腻。阴血不足之体，阳明风火相煽，胃热郁而不泄。先拟选奇汤加味以疏风清泄。方用：羌活5g、防风10g、酒炒黄芩10g、炙甘草3g、生石膏12g、全当归10g、酒炒白芍10g、川芎3g，夏枯草12g、姜半夏10g、生枳壳5g、竹茹6g、全蝎3g、残荷叶一角。

1990年10月15日复诊：上方7剂甫服完，左眉棱骨痛已减，泛噁消失，夜能入寐。诊脉弦滑，舌红苔净。再拟原法加重柔养之品。原方去夏枯草、姜半夏，加大生地12g、石楠叶10g。翌年春邂逅病人于途，谓眉凌骨痛已半年未作。

按　笔者得丁甘仁先生门人汤荻芬老师传授经验，认为眉棱骨乃足阳明胃经所循，眉棱骨痛既属阳明风热，则生石膏必不可少，故以选奇加石膏汤拟为治疗主方。临床运用时，又常加残荷叶一味，与生石膏相伍，则升清泄热作用增强，又能维护胃气。又根据张石顽指出，其病“有虚实二途”：如见痛连鱼尾（按：鱼尾在眼角后边），见光明即发者为血虚，可加归、芍；实则眼不可开，昼静夜剧，痛甚漾漾欲泛者，因胃热郁甚，势欲外泄所致，则加姜半夏、生枳壳、竹茹、黄连、佩兰之属以清胃降浊。[沈经宇. 从阳明风热论治眉棱骨痛. 上海中医药杂

志，1995，（3）：24］

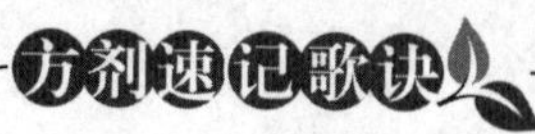

选奇汤中用羌活，防风黄芩炙草合；
风袭头面清阳郁，眉棱骨痛此方酌。

化肝煎 06

【来源】

化肝煎，源于《景岳全书·新方八阵·寒阵》，分别见于《郁证》、《胁痛》、《血证》等篇。

【组成】

青皮 陈皮各二钱 芍药二钱 丹皮 栀子（炒） 泽泻各钱半，如血见下部者，以甘草代之 土贝母二三钱

【用法】

水一盅半，煎七、八分，食远温服。

【功效】

疏肝解郁，降逆散火。

【主治】

治怒气伤肝，因而气逆动火，致为烦热，胁痛胀满，小便短赤，甚则气火冲激，血络受伐，以致动血等症，其脉多见弦数，或兼滞涩之象。

加减法：如大便下血者，加地榆；小便下血者，加木通，各一钱五分；如兼寒热，加柴胡一钱；如火盛，加黄芩一二钱；如胁腹胀痛，加白芥子一钱；胀滞多者，勿用芍药。

【方解】

近贤秦伯未《谦斋医学讲稿》云：“化肝煎重在治肝，用芍药护肝阴，青、陈皮疏肝气，丹、栀清肝火，宜于肝经气火内郁所致的胸胁满痛，或气火上逆犯肺的咳吐痰血等症。因气火能使湿痰阻滞，故取泽泻导火下行，川贝母化痰兼有解郁作用。”

【临床应用提要】

本方的最大特点是善解肝气之郁，平气逆而散郁火。

化肝煎之方药作用：“木郁达之”，是治疗肝郁的正治之法。何谓“达”?景岳认为：“但使经络通行，则木郁自散，是即谓之达也。”故本方用药总不离于疏通之法。至于由气郁所引起的血滞、水阻、湿停、痰凝等变化，治疗皆应以解郁行气为主。故景岳说：“凡属有形之证，亦无非由气之滞，但得气行，则何聚不散。”所以，临证时还必须参合其脉证病机之变，灵活加减化裁，方能做到郁开而气顺，气行血运，水火相安。

【临床应用】

案 1　淋证（程门雪医案）

李某某，女，59 岁，上海松江县天马公社。1971 年 12 月 20 日诊。主诉有尿路感染病史 4 年余，常急性发作。近 1 周来小溲频急涩痛，经尿常规检查：白细胞（+）。病人兼见胸闷，少腹胀痛，头胀烦热。脉来弦数，舌苔薄黄质偏红。证属郁怒伤肝，气逆动火，上扰则头胀冒热，下注则小溲黄浊、频急涩痛，横逆则少腹胀痛。治仿景岳化肝煎法，清化肝经之郁火。处方：橘叶 4.5g、橘核 9g、炒青皮 6g、生白芍 9g、粉丹皮 4.5g、炒山栀 9g、泽泻 9g、川贝母 4.5g、潼木通 4.5g、煨金铃 6g、车前子（包）9g、嫩白薇 12g、白蒺藜 12g。

上方投药 5 剂，尿路刺激症状消失，尿常规复查阴性。随症选加旋覆花、广郁金、绿萼梅、佛手柑、瓜蒌皮、青黛、生石决、嫩钩藤等味，治之匝月，症情稳定。翌年介绍另一淋证病人来诊，据云宿疾 1 年来未作。（此病员在中药治疗期

间未加用任何西药）

原按 病人原籍上海市郊松江农村，来沪帮佣谋生，因环境变换，情怀不展，肝经郁火下注以致淋证反复急性发作，四载不愈。今以化肝煎加木通为主方，复加金铃子合车前子以泄肝通利，白薇合白蒺藜以清泄平肝，投之疗效甚为巩固。随症加味系仿程院长在《肝气肝风肝火治法例》篇中所论化肝煎增味法："夹痰者合雪羹、黛蛤、姜贝以解郁化痰，夹瘀者加全福、新绛、郁金以祛瘀通络。"

化肝煎为清化肝经郁火之主方，既不同于丹栀逍遥散之疏肝扶脾，开郁泄热，亦有异于龙胆泻肝汤之苦寒直折，泻肝火而清利下焦湿热。程院长指出："郁火之治首宜升散，次则横通。散肝者宣达升散之法，化肝者横通旁解之方。"本文介绍病案曾屡服龙胆泻肝汤合八正散加减，症情未有进退，改方予化肝煎，一拍即合，诸症悉安。撰者认为对于木不疏土之证候，自当以逍遥散升散之，而肝火冲激上逆之实证，兼见湿热下注者，非龙胆泻肝汤导之泄之不为功。凡肝经气血阻滞，不受升散者，宜化以遂其条达之性，化肝煎为对之方，盖肝主疏泄，且足厥阴之脉环阴器，淋证属肝热阻滞，疏泄失司者，化肝煎可谓药证相符。

气淋属肝气郁结，化火下移膀胱者，已故上海中医学院程门雪院长擅用化肝煎治之。程院长在《淋浊解》（原上海中医学院教材《金匮》讲义，下同。）篇中论曰："气淋见脐下胀痛且满，牵引少腹，溺时管痛，小溲艰涩，矢气稍松者。此肝气内郁化火，气滞不通，火郁不发之象。"［沈经宇. 程门雅音，馀响不绝——四载淋证取化肝. 上海中医药杂志，1995，(1)：31–32］

案 2 腹胀痛（刘渡舟医案）

林某某，男，49 岁。1992 年 1 月 4 日初诊。腹部胀满疼痛半年，屡治不验。胀满每于情志急躁时加重，旁及两胁。坐卧不宁、身热、口苦、目赤、小便短涩、大便正常、脉弦赉赉。刘老辨为肝郁化热，气机壅塞，三焦不利所致。拟化肝煎疏肝解郁，利气消胀。青皮 10g、陈皮 10g、丹皮 10g、白芍 30g、土贝母 10g、泽泻 20g、栀子 10g、茯苓 30g、柴胡 15g。服 5 剂后，腹胀消失，小便自利。

原按 大腹属脾，毗邻胃脘，故腹部胀满诸疾，每多从脾胃论治。或利脾家之壅塞，或泻胃家之燥实。然本案病人腹部胀痛连及两胁，脉现弦象，每于情绪激动急躁时加重，可见与肝气郁结，疏泄不利关系很大。《素问·大奇论》指出："肝壅，两胠满，卧则惊，不得小便。"肝郁不得疏泄，则土气壅滞，三焦水道不利，故见腹胀，小溲不利。不仅如此，凡肝气郁则往往化火，反映在身热、口苦、目赤等症。治疗以疏肝解郁清热，通利三焦水道为主。化肝煎为其代表方剂，加柴胡、茯苓者，在于疏肝健脾，利水消胀，斡旋气机，从而达到治疗的目的。［刘渡舟医案］

案 3　胸咽痞塞（姜元安医案）

邵某某，女，55 岁。患胸中痞闷，咽喉处如有物内梗不舒，吞之不下，吐之不出，尤以气郁恼怒后为甚。纳食不佳，有痰。舌红、苔黄腻，脉沉弦。此乃气郁痰阻于胸膈之间，闭塞气机所致。即投化肝煎加减。处方：青皮、陈皮、泽泻、生姜各 12g，半夏、厚朴、土贝母、香附、茵陈、滑石各 10g，茯苓 15g，紫苏叶 6g。服 6 剂后，病情大有好转，照方去茵陈、滑石，加白芍 12g，续服 6 剂而愈。［姜元安. 化肝煎的临床运用与体会. 新中医，1990，（12）：26–28］

案 4　气窜疼痛（姜元安医案）

崔某某，男，39 岁。平素性情善郁，日久气逆而伤营动血，致使气血失顺，右胸口跳痛不已，两胁及心下时时窜痛不休。饮食尚可，大便不爽，日 2～3 次。口不苦。舌苔薄黄，脉弦有力。遂予化肝煎化裁。处方：青皮、陈皮、山栀子、泽泻各 6g，丹皮、白芍、土贝母、郁金、柴胡、枳实、桂枝、炙甘草各 10g。服 4 剂后，诸痛皆止，大便畅顺。嘱再服 3 剂，另疏加味逍遥丸以巩固善后。［姜元安. 化肝煎的临床运用与体会. 新中医，1990，（12）：26–28］

案 5　烦热失眠（姜元安医案）

刘某，女，35 岁。病人因家中诸事不遂心志，每每烦躁暴怒，以致夜不安寐已有数年。伴身热阵作，或头痛，或喜悲伤欲哭。舌红、苔腻微黄，脉弦数。初以为痰热内扰而投以黄连温胆汤加味，药后效不明显，因改用化肝煎法。处方：青皮、陈皮、土贝母各 12g，丹皮 15g，山栀子、泽泻、白芍、当归各 10g，薄荷 1.5g。服 4 剂后，诸症皆安。逾 1 周后复诊：因生气症又起，但较前已轻，仍以上方与之，白芍加至 30g，3 剂后复安。[姜元安. 化肝煎的临床运用与体会. 新中医，1990，(12)：26–28]

案 6　治疗慢性浅表性胃炎（张心海医案）

唐某，男，52 岁。2012 年 10 月 25 日初诊。上腹饱胀、嗳气，隐痛持续不止，餐后加重近 2 年。外院诊断“慢性浅表性胃炎 HP（+）”，自诉已服大量西药，效果欠佳。现口干口渴，心烦易怒，胃脘嘈杂，便秘，舌红苔黄腻，脉弦细。证属肝郁气滞，横逆犯胃，湿热蕴结。

处方：化肝煎加减。药用丹皮 10g，青皮 10g，赤芍 20g，栀子 10g，浙贝母 15g，泽泻 10g，枳壳 10g，黄芩 10g，柴胡 10g，木香 15g，旋覆花 10g（包煎），甘草 3g。11 月 2 日二诊：上方服 7 剂诸症有好转，黄苔减退，仍感胃胀嘈杂，口干口苦。上方去枳壳，加枳实 10g，金钱草 30g。11 月 10 日三诊：上方服 10 剂，症状明显好转。四、五、六诊后胃胀嗳气消失，仍有嘈杂，去旋覆花、枳实，加郁金 15g，煅瓦楞 20g。12 月 5 日复诊，上述症状消失。1 月后复诊 HP（—），前述症状未见复发。

原按　慢性浅表性胃炎是一种慢性胃黏膜浅表性炎症，是慢性胃炎中最多见的一种类型。病人有中上腹饱闷感或疼痛，食欲减退，嗳气等。病人上腹饱胀、嗳气，隐痛持续不止，心烦易怒是肝气郁结，横逆犯胃，胃气阻滞所致。口干口渴口苦，舌红苔黄腻是胃气郁而化热，煎津为痰，痰热结于脏腑。脉弦细是血虚肝郁化热。张教授认为病人肝郁气滞，肝木乘土，肝胃不和。重在疏肝理气，辅以养阴清热。方中青皮、柴胡、木香善解肝气郁滞；丹皮、赤芍、栀子、黄芩、金钱草清泻肝火；旋覆花治疗嗳气症状；泽泻渗水去湿，利小便以泻伏火；浙贝母最降痰气，制酸护膜，善开郁结。待热渐去，气渐顺变为方药重心。

终以疏肝理气，和胃降逆而愈。[焦洁，张心海.张心海运用化肝煎临床经验拾萃[J]. 四川中医，2013（12）：20–22.]

案 7　气郁闭经（姜元安医案）

王某某，女，40 岁。行经第 2 天，因与家人争吵，烦恼郁怒后，突然经闭不行，顿觉周身之气窜逆作疼，头身肢节，无处不疼，但无定处，已 3 天。伴右胁胀满不适，纳减。更为奇怪的是，经北京某某医院 B 超检查，发现肝体内有许多气泡。舌苔薄白，脉沉伏。此乃气郁而血脉阻闭之变。处方：青皮、陈皮、丹皮、土贝母、泽泻、郁金各 10g，白芍 20g，当归 15g，山栀子、红花、桃仁各 6g。服 2 剂则月经来复，又过数日而止，头身窜痛随之而消。［姜元安. 化肝煎的临床运用与体会. 新中医，1990，（12）：26–28］

案 8　胆汁反流性胃炎（张心海医案）

梁某，女，36 岁。2012 年 11 月 15 日初诊。反复胃脘胀痛 20 年。嗳气，嘈杂吐酸，时有呕吐，心烦易怒。口服 H2 受体拮抗剂症状不能缓解。大便偏干，舌质红苔黄，脉弦数。本院诊断“胆汁反流性胃炎”。证属肝失疏泄，胆火逆胃。处方：化肝煎加减。药用丹皮 10g，青皮 10g，赤芍 20g，栀子 10g，贝母 15g，泽泻 10g，黄芩 10g，煅瓦楞 30g，金钱草 30g，旋覆花 10g，竹茹 15g，半夏 10g，甘草 3g。11 月 25 日复诊：上方服 7 剂后上述诸症均好转。胃脘仍有隐隐灼痛，脘腹胀闷，似饥而不欲食，舌红少津。上方去竹茹、半夏，加石斛 10g，知母 15g。12 月 5 日三诊上方服 10 剂后病情逐渐好转。

原按　胆汁反流性胃炎，是因胆汁反流引起胃黏膜屏障损害而引起的一种疾病，在临床颇为多见，属中医“胃脘痛”“嘈杂”的范畴。此证多见于现代医学中的十二指肠炎合并胆道感染者。内镜下见胃黏膜明显水肿、充血、糜烂，附有黄绿色胆汁。古人云：“木气郁塞，而胆病上逆；木气横侵，土被其贼，脾不能升而胃不能降。”可知本病病机主要为肝失疏泄，久郁化火，胆火逆胃，使胆汁胃液不能正常疏泄，导致郁积反流，逆行刺激，损伤胃黏膜屏障。张教授指出肝失疏泄，胆汁不入肠中助脾运化反上逆于胃而出现胃脘胀痛或攻窜胁背，嗳气频作、恶心呕吐胃灼热感、嘈杂泛酸等肝胃不和之症。化肝煎清泄肝胆、理气解郁、和胃止痛，除去胃中湿热，使胆汁循行其肠道，肝胆疏泄正常，胃气和降，临床症状自得改善。方中半夏、竹茹降逆止呕，改善病人症状。病人久病胃阴亏耗，胃失濡养，见胃阴亏耗之象。治疗应养阴清热、益胃生津，故予石斛、知母滋阴益胃、和中止痛。［焦洁，张心海.张心海运用化肝煎临床经验拾萃［J］. 四川中医，2013（12）：20–22.］

案 9　指端麻木（姜元安医案）

李某某，女，52 岁。平素善郁，郁久伤肝，因而动火，郁火内耗阴血，以致血络不利，右手拇指、食指及中指指端麻木不仁已 2 周，伴有后背气窜疼痛。舌红，脉细弦。处方：青皮、陈皮、丹皮、山栀子、泽泻各 10g，白芍、当归各 15g，土贝母、香附、川芎、黄芩各 6g。服 7 剂，麻木、窜疼大减。又因儿媳待产而劳累，阳气外张，心烦，照方加龙胆草 6g，再 7 剂，药尽则愈。[姜元安. 化肝煎的临床运用与体会. 新中医，1990，(12)：26–28]

原按　①肝郁之病机特点：肝为风木之脏，主藏阴血，内寓相火，性善条达而气宜疏泄流通，故体阴而用阳。若大怒则伤肝，肝伤则气机闭塞不通而为肝郁。肝郁不疏，相火不能敷布则动火，动火则伤其脏血，故景岳称之为“气逆动火”，这是肝郁所导致的主要病机特点。所以，临床辨证往往要抓住或因郁怒而病发，或因郁怒而病证加重的特点。此外，由于肝郁而气不行，进一步还可以导致血滞、水阻、湿停、痰凝等变化，无形之气病产生有形之邪结，这是肝郁病机的多样性与复杂性，亦应引起重视。

②与四逆散、柴胡疏肝散之比较：目前临床上有不少医家运用四逆散或柴胡疏肝散来治疗肝郁病变，亦收到比较满意的疗效。但笔者认为，四逆散（柴胡、枳实、芍药、炙甘草）原见于《伤寒论·少阴病篇》，治疗由于少阴阳气内郁，导致气血阴阳不相顺接，见证以四肢厥逆为主，或咳、或悸、或小便不利、或腹中痛、或泄利下重等。其治疗作用以通少阴阳气之郁而调和气血为主。但由于本方又可以疏肝理脾，所以后世发展用之以治疗肝脾不和的胸胁脘腹不舒等证。至于柴胡疏肝散，则是在运用四逆散治疗肝脾不和的基础上，改枳实为枳壳，加上陈皮、香附、川芎而成方，使之在组方上加强了疏理气血的作用。香附为血中之气药，川芎为气中之血药，二者行气运血的作用甚好，所以景岳用柴胡疏肝散主要治疗由于气逆血滞所致的胁痛（见《景岳全书·胁痛》）。四逆散与柴胡疏肝散二方，虽然都可以用来治疗肝郁病变，但若论方证相应，证机一致，最适合解决肝郁所具有的病机特点，则不如化肝煎。所以，临床治疗肝郁诸证，宜以化肝煎为主，参合四逆散、柴胡疏肝散的组方特点，灵活变通，惟求取得最佳疗效为

要。[姜元安. 化肝煎的临床运用与体会. 新中医，1990，(12)：26-28]

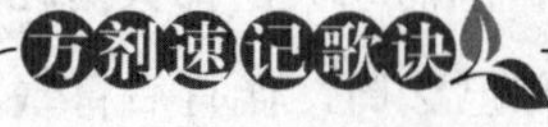

化肝煎治怒伤肝，山栀泽泻青陈丹；

贝芍制酸兼止痛，肝胃郁热服之安。

金沸草散 07

【来源】

金沸草散，源于《太平惠民和剂局方》。

【组成】

旋覆花　麻黄（去节）　前胡（去芦）各七分　荆芥一钱　甘草（炒）　半夏（汤洗七次。姜汁浸）　赤芍药各五分　生姜三片　枣一枚

【用法】

上㕮咀，每服五钱，水二盏煎至一盏，去柤，食后服之。

【功效】

疏风散寒，宣肃肺气。

【主治】

风寒感冒，恶寒发热，咳嗽痰多，鼻塞头痛等证。

【方解】

陈修园《医学从众录》云："表寒则脉浮，带弦带紧，头痛身痛，或鼻塞时流青涕，轻则六安煎，重则金沸草散，及小青龙汤主之。"

【临床应用提要】

四川名医江尔逊临床应用金沸草散治疗咳嗽出神入化。他认为咳嗽固多，无

非肺胃之病。观《内经》揭咳嗽之总病机为痰涎或水饮“聚于胃，关于肺”六字，可了无余蕴矣。方中主药金沸草，乃旋覆花之茎叶，余恒用其花。谚曰：“诸花皆升，旋覆独降”，其肃肺降胃、豁痰蠲饮之力颇著；其味辛，辛者能散能横行，故能宣散肺气达于皮毛，一降一宣，肺之制节有权矣；其味咸，咸能入肾，故能纳气下行以归根，俾胃中之痰涎或水饮息息下行而从浊道出，不复上逆犯肺，肺自清虚矣。是一药之功，三脏戴泽，三焦通利焉。再者，方中寓有“芍药甘草汤”，酸甘合化，滋养肺津，收敛肺气。现代药理研究证实其能缓解支气管平滑肌之痉挛。余用此方治愈之咳嗽不知凡几，深知方中诸药均可损益，惟旋覆花、芍药、甘草三味为举足轻重而不可挪移之品，故特表而彰之。而临证之顷，损益之妙，又存乎一心也。若风寒咳嗽，不论久暂，可尽用本方。若喉痒咳痰不爽，似燥咳而实非，可加桔梗；风热咳嗽，去荆芥、前胡，合桑菊饮；痰多而清稀，合二陈汤；痰黄而夹热，加黄芩，或合泻白散；兼喘，合三拗汤；痰壅气促，上盛下虚，去荆芥、前胡，合苏子降气汤；乍寒乍热，加柴胡、黄芩（小柴胡汤）；高热气喘，加麻黄、生石膏（麻杏石甘汤）；发热咽痛，加银花、连翘、射干（银翘散）；痰多稠黏，去荆芥、前胡，加浙贝母、瓜蒌仁（贝母瓜蒌散）；哮喘痰鸣，加苏子、葶苈子（葶苈大枣泻肺汤）；发热恶风、自汗，加桂枝、厚朴（桂枝加厚朴杏子汤）；久咳不止，无明显外证，加紫菀、百部、枇杷叶（止嗽散）；体虚易感冒，加黄芪、白术、防风（玉屏风散）；脾虚食少或便溏，加党参、白术（六君子汤）；痰涎清稀，头眩，心下满，加桂枝、白术（苓桂术甘汤）。[江尔逊. 金沸草散琐言. 四川中医，1986，(1)：13]

据江老数十年之体验，其（金沸草散）近期治愈率不会低于 80%，总有效率不会低于 90%。据笔者长期临床观察，服本方无效或疗效欠佳者，排除辨证有误之外，约有三种情况：一是市售旋覆花的药味苦涩难咽，有的服后易呕逆，因惧呕而不能尽剂；二是有的病人愈后几天又复咳（症状较轻）；三是有的病人总是遗留一个咳嗽“尾巴”，偶尔咳几声。笔者的处理方法是：服之易呕逆者，可嘱其少量频服（在两顿饭之间服最佳）；若仍呕而惧服者，则改服医坛怪杰陈士铎之舒肺汤（桂枝、苏叶、桔梗、甘草、茯苓、天花粉）合六安煎（二陈汤加杏仁、白芥子）。若愈后几天复咳者，可续服柴胡桂枝汤加苏梗、木蝴蝶、仙鹤草。若遗留咳嗽“尾巴”者，可继服验方“止咳十一味”（当归、川芎、法夏、茯苓、陈皮、甘草、桑皮、青皮、杏仁、川贝母、五味子各 6g）。此方流传在川西民间，原治肺结核咳嗽。笔者反复验证，可以作为外感咳嗽的扫尾方。同道中若有兴趣者，曷必不屑一验之以定取舍乎？不过本方药味十分平淡，但组合离奇，颇难牵强为之诠解。

还须说明的是，极少数外感咳嗽病人，初服金沸草散化裁，咳嗽虽减，但继服“止咳十一味”后，却不能扫尾，渐渐干咳无痰，夜间加重，舌净无苔。此时可试用我拟的“顽咳方”：玄参 15g，麦冬 15g，五味子 6g，生甘草 6g，桔梗 10g，仙鹤草 30g，炙紫菀 30g，桃仁 10g，红花 6g，芦根 30g，生牡蛎 30g。[江文瑜，江长康. 金沸草散运用心法续谈. 光明中医，2000，15（3）：19–11]

【临床应用】

案 1　咳嗽不愈案（王庆国医案）

李某，男，44 岁，2011 年 3 月 25 日初诊。患咳嗽 3 个月余，迁延不愈，呈阵发加重，咳声重浊，开始时咳吐黄痰，现咳白沫痰，量多，喉中哮鸣音，舌淡红体胖，苔薄黄腻。X 线片示：双下肺感染不排除。病人住院期间曾静脉滴注头孢类药物及口服抗生素无效，故转而求诊于中医。王老师辨为痰湿壅肺、肺气宣肃失常、气机不利之证，治宜化痰利湿、宣肃肺气、通利气机，方用金沸草散、止嗽散、三子养亲汤等合方化裁。处方如下：旋覆花 15g，白芍 15g，生甘草 10g，炙麻黄 8g，法半夏 15g，荆芥 10g，白前 10g，杏仁 10g，桔梗 10g，浙贝母 15g，百部 15g，冬瓜仁 10g，瓜蒌仁 10g，生薏苡仁 15g，车前子 12g，鱼腥草 30g，苏子 15g，白芥子 10g，莱菔子 10g。7 剂。水煎服，日 1 剂。二诊：2011 年 4 月 1 日，咳嗽大减，痰量减少，呈白沫状，口中发咸，舌质淡体胖，边有齿印，苔薄黄腻，脉弦滑。药已见效，王老师于上方去白前 10g，加白僵蚕 10g。续服 7 剂。后病人因他病来诊告知：上方 7 剂未服完，咳嗽即愈。

原按　本案病人咳嗽痰盛，喉中哮鸣音，痰白沫状，且舌体胖大苔腻，王老师辨证为痰湿壅肺、湿滞中焦。故除主用发散风寒、降气化痰之金沸草散，清肺化痰之浙贝母、鱼腥草、瓜蒌仁外，更选用冬瓜仁、车前子、薏苡仁等滑利之品化痰利湿，合用三子养亲汤温肺化痰、降气消食。方药对证，恰中病机，故服完7剂即病愈大半。二诊时咳减痰存，故减少止咳之品而加化痰散结之白僵蚕，终以收功。［赵伟鹏，闫军堂，刘敏，等. 王庆国教授运用金沸草散加减治疗咳嗽验案3则. 北京中医药大学学报（中医临床版），2012，19（2）：58–59］

方剂速记歌诀

金沸草散前胡辛，半夏荆甘赤茯因；
煎加姜枣除痰嗽，肺感风寒头目颦；
局方不用细辛茯，加入麻黄赤芍均。

开胃进食汤 08

【来源】

开胃进食汤，源于金·吴谦《医宗金鉴·杂病心法要诀》。

【组成】

党参　白术　茯苓　炙甘草　丁香　木香　藿香　莲子　厚朴　缩砂　麦芽　神曲

【用法】

煎汤服。

【功效】

健脾益气，开胃进食。

【主治】

不思饮食，少食不能消化，脾胃两虚之证。

【方解】

方中六君子汤甘温益气，健脾养胃；丁香砂仁温中健脾胃，厚朴木香理气宽中，麦芽神曲消食开胃，莲子补脾气，藿香醒脾胃。共奏健脾益气，开胃进食之功。

【临床应用提要】

刘渡舟教授临床喜用此方治疗饮食不馨或纳少，凡因脾胃虚弱、运纳无权

者，投之即效。[张炳厚. 岂独伤寒巨擘，亦为杂病圣手—浅话恩师刘渡舟. 北京中医，2007，26（3）：180]

【临床应用】

案1　小儿厌食症

某某，女，8岁。2001年7月8日就诊。病人食少纳差3年余，形体日趋瘦小，气促咳嗽，倦怠思卧，伴骨蒸潮热，动则汗出，盗汗等症，在某医院曾以“结核”治疗数月罔效，又服多种助消化药物，效果均不显，来我院就诊。此为脾不健运，胃不受纳，脾胃两虚，生化乏源，气血不足之证。治宜健脾开胃，以助运化，以开胃进食汤加减，处方：白术12g，党参、茯苓、陈皮、神曲、麦芽各10g，半夏6g，丁香、木香各3g，砂仁（后下）、藿香各5g，炙甘草4g。水煎服，1日1剂，早晚1次，守上方调理1月余，患儿精神转佳，体重日增，食欲好转，诸症消失告愈。[朱东奇，王志辉. 开胃进食汤在临床中的应用. 陕西中医，2005，26（10）：1104]

案2　胃大部切除术后胆汁反流症

某某，男，58岁。2000年4月18日就诊。病人胃大部分切除术后1年余，一直食欲不振，食少恶心，食后胸骨后隐隐作痛，甚则呕吐苦水，嗳气频作，曾在某医院治疗，经胃镜检查诊断为“残胃炎、胆汁反流性胃炎、食管炎”。采用西药治疗2周，效果不佳，转到我院中医科治疗。刻诊：面色不华，精神萎靡，头晕乏力，气短纳差，大便数日1行，舌质淡、苔薄白，脉沉缓。诊为术后脾虚，无力运化，气虚湿阻，胆气上逆，胃失和降。治以补脾健胃，疏肝理气，降逆止呕。方用开胃进食汤加味：党参15g，炒白术13g，茯苓12g，半夏、藿香、莲子肉各10g，丁香5g，广木香3g，砂仁（后下）6g，神曲、麦芽各18g，炙甘草9g，生姜3片，大枣4枚。水煎服，每日1剂，每次20ml，每日3～4次，频频饮服。5天后，病人饮食明显好转，时感饥饿难耐，头昏乏力减轻，仍守上方加减治疗20余天后，病人精神转佳，嗳气及反酸消失，病情基本痊愈。[朱东奇，王志辉. 开胃进食汤在临床中的应用. 陕西中医，

2005，26（10）：1103–1104］

案 3　压疮兼双下肢皮肤溃疡

某某，男，47 岁。2000 年 3 月 2 日就诊。病人因有阿尔茨海默病病史，无人照料，长期卧床不起，以致背部形成二期压疮，加之脚部溃疡，脚踝骨外露，导致双膝关节以下皮肤形成溃疡，脓血不断，恶臭难闻，经住院治疗 2 月后，病人体质极弱，不能行走，压疮、溃疡仍未愈合，乃转入我科治疗。就诊时病人面色苍白，双目呆滞，语声低微，腰背部有约 7cm×6cm 大小之压疮，双下肢皮肤溃烂，时流血样分泌物，食少纳呆，动则汗出，舌质淡、苔薄白，脉沉弱。此属脾胃虚弱，气血不足，皮肤失荣之证。治以补脾开胃，益气养血。方用开胃进食汤加味，处方：生黄芪 30g，党参 15g，当归身 25g，炒白术 15g，茯苓、陈皮、神曲各 10g，丁香 4.5g，广木香 3g，砂仁（后下）6g，麦芽 9g，炙甘草 5g。水煎服，1 天 1 剂，早晚分两次服用，采上方加减治疗 1 个月后，病人食欲大增，精神充沛，面色红润，压疮、溃疡创面结痂干燥而愈。［朱东奇，王志辉. 开胃进食汤在临床中的应用. 陕西中医，2005，26（10）：1103–1104］

案 4　闭经

鲍某某，女，28 岁，子长籍，1980 年 10 月 4 日初诊。主诉：闭经 2 年。现病史：月经 18 岁初潮，经期时错后，但未有超过五十日者。22 岁结婚，次年足月生育一胎，哺乳期月经不行。于 1978 年连续行经 6 个月后，至今再未来潮。病人形体瘦弱，面色萎黄，爪甲唇舌色淡，肌肤不荣，恶闻食气，食少纳呆，食后腹胀，进食量一日不足 200g。伴干呕嗳气，倦怠乏力，动则气促，易汗出，夜寐不实，手足心热诸象，脉虚细。此因脾胃气虚，水谷少进，气血化生无源，故长期月水不行。当以健脾开胃为法，源足则流自通。不得妄投行血破血之剂而虚其虚。处方：基本方（党参 10g，茯苓 8g，白术 10g，陈皮 6g，半夏 8g，丁香 3g，木香 5g，藿香 10g，莲子 10g，厚朴 10g，砂仁 10g，麦芽 12g，神曲 12g，炙草 3g）加山药 15g，鸡血藤 20g，牛膝 3g。5 剂，水煎服。治疗经过：上方加减连续用药 42 剂，食量恢复，体重增加，诸症若失。月经于 1981 年 3 月自潮，后按期而至。［刘茂林. 开胃进食汤治疗闭经. 陕西中医函授，1984，(2)：44–45］

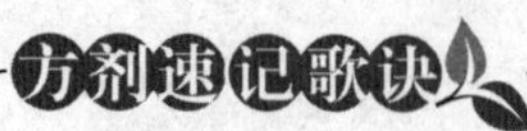

开胃进食治不食，少食难化胃脾虚；
丁木藿香莲子朴，六君砂麦与神曲。

散偏汤 09

【来源】

散偏汤，源于清·陈世铎《辨证录》。

【组成】

川芎一两　白芷五分　白芍五钱　白芥子三钱　香附二钱　柴胡　郁李仁　甘草各一钱

【用法】

上㕮咀，每服五钱，水二盏煎至一盏，去柤，食后服之。

【功效】

疏风止痛，和利肝胆。

【主治】

主治偏头痛，或痛在左，或痛在右，时轻时重，悠悠不已。足少阳胆经起于目锐眦，上头角，下耳后，入耳中，出耳前，下大迎，经颊车，入缺盆。其经脉布于头之一侧，风邪袭于少阳，经气不利则发为偏头痛，一遇气恼、紧张，肝胆之气郁而不利，则头痛加重，故头痛时轻时重，经久不愈。

【方解】

该方以祛风止痛、行气活血的川芎，配以和利肝胆的柴胡，柔肝止痛的白芍，药性沉降的郁李仁为其配伍特点。重用川芎祛风止痛，外散风邪，入肝胆经而行气活血，内和气机，为君药；柴胡、香附疏利肝胆、和解少阳，白芷散寒止痛，白芥子利气化痰、通络止痛，白芍、甘草缓急止痛，共为臣药；郁李仁通利二便，药性主降，可防川芎辛温升散之太过，且与川芎有升降相因之妙，为佐药；甘草调和诸药为使药。诸药合施，祛风止痛，和肝利胆，是治疗风邪袭于少阳之偏头痛的良方。可治疗血管神经性头痛、三叉神经痛等病。

【临床应用提要】

临床应用以偏头痛，或如锥刺，或如鸡啄，局部搏动，时轻时重为其辨证要点。

运用散偏汤治疗偏头痛，据张子琳先生经验，宜抓住以下三点：首先应抓住肝胆气郁之病机，偏头痛时轻时重，情怀不遂或逢阴雨之天均可加重，舌苔薄白，脉弦为主要症征。其次，必须照搬原方，切勿加减。张子琳先生说："中医不应泥古不化，一般常用方应灵活加减。但有些方药则必须原方照用，连药量亦不宜变更。散偏汤便是其中之一例"，诚为经验之谈。又其次应中病即止，切勿过剂，痛止后或补肝肾，或益气血，随其体质之偏以投剂而恢复气血阴阳之平衡，疗效方可巩固。陈士铎："惟是一二剂之后，不可多用者，头痛既久，不独肝胆血虚，而五脏六腑之阴阳尽虚也。若单治肝胆以舒郁，未免消烁真阴，风虽出于骨髓之外，未必不因劳、因感而风又入于骨髓之中。故以前方奏功之后，必须改用补气补血之剂，加八珍汤者治之，以为善后之策也。"[胡不群. 学习张子琳老先生运用散偏汤治疗偏头痛体会. 1987，8（6）：25]

【临床应用】

案 1　偏头痛（杜雨茂医案）

胡某，女，43 岁，干部。主诉：左侧颜面、颞部剧烈疼痛波及左牙 10 天。病人在 6 月底不明原因出现左侧颜面、颞部剧烈疼痛，波及左侧牙齿，呈阵发性、烧灼样跳痛，坐卧不宁，莫可名状，即入某医院求治，被诊为"三叉神经痛"，经给予镇痛、抗感染西药及中药、针灸等治疗，病不缓解，而急来求诊。

现症：左侧颜面、颞部及上下牙齿阵发性、烧灼样跳痛，局部无红肿，坐立不宁，汗出不绝，大便干结，月经先期，每次月经前一晚皆失眠。舌淡红苔薄白，脉虚细。证属偏头痛，由风寒袭络，痰瘀互结所致。治宜祛风散寒，通络化瘀，化痰利窍。处方：白芍 12g，白芥子 3g，郁李仁 10g，川芎 20g，香附 10g，柴胡 9g，白芷 9g，炙甘草 5g，丹参 15g，五味子 10g，炒枣仁 15g，细辛 3g，7 剂，水煎服。

二诊：自诉服上药 7 剂后，疼痛全止而上班工作，未再发生疼痛。3 天前因感冒，左侧头部稍痛，恐其复发，而来就诊。仍予初诊之方，嘱其先服 5 剂，间隔 1 周后再续 5 剂。随访 2 年余，病人病愈后至今一直未复发。

原按 风、寒、瘀或痰瘀交加为患所致之偏、正头风痛，其症见头痛时作时止，或左或右，或前或后，或全头痛，或痛在一点。多因感寒冒风，或气郁不畅而诱发。发则疼痛剧烈，或掣及眉梢，或有牵引；甚或目不能开，头不能举，且头皮麻木，甚或肿胀，畏风寒，有的虽在盛夏，亦以棉帛裹头；痛剧则如刀割锥刺而难忍，甚至以头冲墙，几不欲生。杜老每遇此证，常用祛风散寒，通络祛瘀，化痰利窍之法治之，予清代陈士铎《辨证录》中散偏汤化裁，收效速捷。组方：川芎 30g，白芍 15g，白芥子 6g，香附 9g，白芷 9g，郁李仁 6g，柴胡 9g，细辛 3g，蔓荆子 9g，连翘 12g，炙甘草 3g。日 1 剂，水煎 400ml，早晚饭后服。痛剧者可日服 1 剂半，分 3 次服下。若因感受风寒而发，可加荆芥、防风；疼痛剧烈，可加川羌活、延胡索；阴血亏虚，可加生地黄、当归。拘挛掣痛，酌加南星、僵蚕、全蝎；若为血管扩张性头痛，宜加贯众；兼有高血压者，可加怀牛膝、桑寄生；兼有内热，可加知母、牡丹皮等。［杜雨茂．杜雨茂奇难病临证指要．北京：人民军医出版社，2011：72–73，264，323–324］

案 2　偏头痛（王为兰医案）

肖某，男，46 岁，1982 年 5 月 6 日初诊。病人近月来因与街坊发生口角，恼怒生气，闷闷不乐，日久不解而头晕头重。近日突然左偏头痛，时轻时重，重则头痛剧烈难忍，烦躁易急，睡眠不安，不思饮食，舌苔薄白，脉弦滑。血压 18.1/12.0kPa（136/90mmHg）。中医辨证为郁怒伤肝，气血失和。治宜行气活血，舒郁止痛。方药：川芎 30g，白芍 15g，白芷 1.5g，柴胡 3g，香附 6g，郁李仁

3g，白芥子 10g，甘草 8g。共 2 剂，药后 1 剂，烦躁转安，入睡半日，头痛顿消，知饥进食。服完 2 剂，诸症消失而痊愈。[林杰豪. 王为兰老中医运用散偏汤治疗偏头痛的经验. 广西中医药，1988，(3)：32]

案 3　偏头痛（熊继柏医案）

贺某，女，40 岁，干部。左侧偏头痛反复发作 5 年。于 2005 年 4 月 8 日初诊。病人有“偏头痛”病史，劳累及工作紧张则发作。现症见：左侧偏头痛，连及左肩疼，忧郁、紧张，疼痛甚则寐差，纳尚可，二便调，舌质淡红苔薄白，脉弦。辨证属肝经络阻之头痛，治宜疏肝祛风，通络止痛；方用散偏汤合天蝎散加减，方药如下：柴胡 10g，白芷 20g，白芍 20g，川芎 20g，白芥子 15g，法夏 10g，香附 10g，甘草 6g，天麻 15g，全蝎 5g，蜈蚣 1 条，僵蚕 15g。药进 10 剂，诸症悉除。

原按　偏头风多见于神经血管性头痛、紧张性头痛、偏头痛等病人，病由肝经络脉瘀滞不畅，挟风痰阻滞所致。主症：一侧偏头痛，反复发作，紧张、劳累则发作，发作时伴恶心欲呕，焦虑不安，舌淡苔白脉弦。治法：疏肝祛风，通络止痛；方用散偏汤合天蝎散加减：川芎 10g，白芷 10g，白芍 10g，白芥子 10g，香附 10g，柴胡 10g，郁李仁 10g，甘草 6g，天麻 10g，全蝎 3g，僵蚕 10g。病久可配加通窍活血汤，或加桃仁、赤芍、红花等。

散偏汤可活血行气、化痰导滞、祛风止痛，主方由柴胡、黄芩、川芎、白芷、白芍、白芥子、香附、郁李仁、甘草组成，熊老常用之于偏头痛呈现瘀血挟痰浊阻滞经络者，疗效甚佳，对于久痛不愈者，可合用天蝎散搜风通络止痛。对于那些素体气血亏虚，外风内郁，久而化热，上扰清窍之头痛，熊老常选用明代龚延贤《寿世保元》的清上蠲痛汤加减，原方由川芎、当归、防风、白芷、麦冬、细辛、羌活、独活、苍术、菊花、蔓荆子、黄芩、甘草组成，本方治“一切头痛，不论左右，偏正新久”。[姚欣艳. 熊继柏教授治疗内伤头痛经验. 中医药导报，2008，14(1)：21–22]

案 4　怫郁头痛（戴锡孟医案）

某某，女，67 岁，2011 年 12 月 28 日初诊。主诉：头痛 40 余年。病人自诉年轻时常熬夜加班，作息不调，工作紧张，情志怫郁引发头痛，以偏头痛为多，自服止痛药可缓解。后年岁渐长而头痛愈剧，发作日趋频繁，程度愈加剧烈，而止痛药亦渐加量。近 10 年，头痛每日必作，头痛如劈，烦躁欲死，服止痛药 8 片方有微效，因常年服大剂量止痛药造成血象异常，全血细胞减低，故来就诊。现诊：形体消瘦，皮肤白，神情默默，眉头不舒。头痛每日发作，夜间为甚，以巅顶和颞侧头痛明显；食欲不佳，夜不能寐，二便尚调。舌红瘦，中裂纹，苔薄白偏少，脉弦细。病人虽以血象异常而来诊，然戴老师以为，欲治其病必先究其本，头痛不除，病人止痛药不断，血液系统异常终难调理，故先治其头痛。此案病人平素争强好胜，少阳郁气不宣，病久入血入络，气滞血瘀，不通则痛。处以疏肝活血止痛之散偏汤。加虫类药搜风通络、镇痉止痛。处方：散偏汤加僵蚕、全蝎：川芎 35g，白芍 30g，白芷 15g，白芥子 10g，郁李仁 10g，柴胡 10g，香附 10g，炙甘草 10g，白僵蚕 10g，全蝎 5g。7 剂水煎服。2012 年 1 月 4 日二诊：服药后头痛减轻，服止痛片 4 片即可见效，仍寐差、食欲不佳。上方加炒谷芽、稻芽各 30g。2012 年 1 月 11 日三诊：食欲略增，头痛略减。改配中药颗粒 30 剂。后未再就诊。[刘菊，戚经天，胡心影. 戴锡孟运用散偏汤治疗偏头痛验案. 山东中医药杂志，2015，34（7）：542–543]

方剂速记歌诀

散偏川芎柴芷芍，香附白芥郁李草；
疏风止痛利肝胆，中病即止须记牢。

加味苍柏散 10

【来源】

加味苍柏散，源于《医学入门》卷七；清·吴谦《医宗金鉴·杂病心法要诀》亦收载。

【组成】

苍术一钱　白术八分　知母五分　黄柏五分　黄芩五分　当归四分　芍药四分　生地四分　木瓜三分　槟榔三分　羌活三分　独活三分　木通三分　防己三分　牛膝三分　甘草一分

【用法】

加生姜水煎，温服。有痰，加竹沥、姜汁；大便实，加桃仁；小便涩，倍牛膝。

【功效】

清热利湿，活血止痛。

【主治】

湿热脚气而形质实者。

【方解】

苍术、白术去湿；知母、黄柏、黄芩去热；当归、芍药、生地调血；木瓜、槟榔行气；羌活、独活利关节、散风湿；木通、防己、牛膝引药下行及消肿湿；甘草和药。

【临床应用提要】

刘渡舟教授临床应用此方治疗湿热痹之湿重型，临床症见：四肢沉重困痛，麻木不仁，屈伸不利，关节肿大，色微红，或透亮，或见肌肉萎缩，面色垢滞，小便黄浊不利，大便黏滞不爽，舌红，苔黄厚腻，脉象沉涩。女性病人多见带下量多，色黄味大。[闫军堂，刘晓倩，梁永宣等. 刘渡舟教授治痹九法探析. 北京中医药大学学报，2012，35（3）：205]

【临床应用】

案 1　腿肿（刘渡舟医案）

闻某，女，45 岁。1993 年 10 月 5 日初诊。

从臀至腿，肥胖粗大，其肿如象，非常沉重，行步维艰。以手按腿肌肉发胀而不凹陷，兼有带下之患。切脉沉缓，视舌苔黄且腻。刘老辨此证为湿热下注，似肿非肿，气血为之痹阻。用加味苍柏散加减治之：

知母 10g、黄柏 10g、防己 12g、木通 10g、当归 10g、白芍 10g、独活 6g、羌活 6g、苍术 10g、白术 20g、木瓜 10g、槟榔 10g。

二诊：上方服 5 剂，腿之肿胀见消，变成松软，白带不见。照方又服 5 剂，则腿肿续见消退，病人感觉身体疲乏为显。转方乃用当归拈痛汤：

党参 12g、当归 15g、茵陈 12g、白术 12g、茯苓 20g、猪苓 20g、泽泻 15g、防己 12g、苦参 10g、升麻 3g、黄芩 6g、羌活 6g、防风 6g、炙甘草 6g、葛根 10g、苍术 10g。

三诊：此方连服 5 剂，两腿之肿胀大为减轻，其脉来软，舌色淡嫩。此乃湿解而脾气未复也。方用：

党参 15g、黄芪 20g、白术 15g、炙甘草 8g、当归 10g、陈皮 10g、升麻 3g、柴胡 3g、生姜 3 片、大枣 7 枚、苍术 10g、黄柏 4g。

连服 5 剂，体力大增，停药而愈。

原按　本案腿肿，非为水气内停，乃为湿热下注，痹阻气血所致。故虽肿而按之不凹陷。所见带下、舌苔黄腻、脉沉缓，皆为湿热之证。故治疗本案总以清热利湿，通利气血为大法。加味苍柏散与当归拈痛汤均是治疗湿热下注的代表方剂，但前者用于实证湿热，后者用于湿热挟虚。本案先见，俱为实象，故用加味苍柏散治之。二诊时“腿肿见消”，但“身体疲乏为显”，此兼脾气亏虚之象也，故改用当归拈痛汤治之。本方在大量清利湿热药中伍用党参、升麻、炙甘草等，有补中益气之意也，《医宗金鉴》用于治疗“虚湿热”之证，颇得要义。三诊时，但见脉软舌嫩，此湿热去而脾气不复之象，故再用补中益气汤合二妙散收功。本案治疗突出了抓主症的重要性。[刘渡舟医案]

案2　痹证（刘渡舟医案）

张某某，女，48岁。1993年9月1日初诊。

病人双侧膝关节红肿疼痛已有数年之久，下肢活动明显受限，并且每于经期前后则症状加重，并见白带淋漓不断，小便黄短等症。舌红、苔白腻、脉弦而数。刘老凭脉辨证，认为湿热之邪下注，而气血受伤所致，治应清热利湿，补血健脾。选用《医宗金鉴》之加味苍柏散：

羌活8g、独活8g、苍术10g、白术12g、生地12g、知母10g、黄柏10g、白芍12g、当归12g、牛膝10g、炙甘草6g、木通10g、防己15g、木瓜10g、槟榔10g。

服7剂后腿痛减轻，尿已不黄，腻苔去其大半，带下几愈。又疏原方10剂，膝关节痛止，诸症亦随之而愈。

原按　本案为热痹之证。感受湿热之邪，或素体阳胜，感受寒湿之邪入里化热，均可形成本证。正如《素问·痹论》所说：“其热者，阳气多，阴气少，病气胜，阳遭阴，故为痹热。”热为阳邪，其性急迫，侵入人体经络关节之后，与气血搏结，使筋脉拘急，经络瘀阻而发生剧烈疼痛，痛处红肿灼热，且伴有口渴、溲黄、舌红、脉数等症。治疗上一方面要清热利湿，另一方面需活血通经。加味苍柏散方用二术、黄柏、木通、防己、槟榔以清热利湿；当归、牛膝、木瓜活血通经；生地、知母、白芍清热养阴；二活祛风胜湿，使邪从表散。本方清热而不碍湿，祛湿而不伤阴，服之即使湿热去、经脉通、气血和，而痹证自除。本方刘老常用于湿热下注所致的腰、腿及下肢关节疼痛，若湿热较重，可加龙胆草、茵陈以增强其清热利湿之力。[刘渡舟医案]

案 3　祛湿清热疗痛风（裴永清医案）

裴永清教授曾诊治一位患痛风多年病人，足大趾上段红肿，剧痛难忍，盖个床单在脚上，床单一碰脚都疼。诊治过程中，没到床边病人就先说："别碰我！"予加味苍柏散三剂后，肿痛锐减，能够下床行走，继以原方调理后渐愈。

按　加味苍柏散出自《医宗金鉴·杂病心法要诀》，原方为治湿热下注、红肿热痒之脚气病所设。裴永清教授提出，当下之痛风病，以膝以下（尤以脚趾、踝关节）红、肿、热、痛为主要临床表现者，其红属热，肿属湿，痛为不通，湿热兼瘀，阻滞下焦，舌质红或暗红，舌苔多白腻罩黄或黄腻，多发于以酒为浆、以肉为粮之人，用本方治之效佳：苍术 15g，黄柏 12g，木瓜 9g，川牛膝 9g，独活 10g，羌活 10g，木防己 12g，木通 6g，生地 12g，赤芍 15g，当归 12g，知母 9g，炒槟榔 9g，白术 15g，生甘草 6g。另加桃仁 9g，红花 9g，连翘 9g，制没药 6g；酒气重者，再加炒神曲 15g。[石瑞舫. 裴永清加味苍柏散运用经验. 中国中医药报，2015，6 月 10 日]

案 4　丹毒（裴永清医案）

裴永清教授曾治一病人，双下肢丹毒 3 年，膝下至踝肤色暗红，踝上 6～7cm 处可见丹毒病发灶，色紫红，平素有脚气，瘙痒流水。既往高血压、中重度脂肪肝病史。西医给予抗感染治疗，近半年用抗生素无效。病人平时喜喝酒吃肉，此为饮食不节，湿热内盛，导致湿热下注，日久热毒壅遏，营热肉腐，伤及血脉，导致丹毒。用加味苍柏散治疗，1 天服 1 剂半，3 天后复诊，肿消痛减，前后共服 25 剂后痊愈。

原按　加味苍柏散不仅可用来治疗痛风，还可治疗丹毒。丹毒多发于下肢，临床表现亦以红肿热痛为主，病机属湿热下注，浊毒壅滞者多。

此外，加味苍柏散还可用于治疗过敏性紫癜，多表现为腿部见紫红色出血点，舌苔多黄腻，亦属于湿热下注病机。总而言之：不论是痛风还是下肢丹毒、过敏性紫癜，只要病机相同，便可异病同治。可见，抓病机是辨证论治的关键。

临床运用加味苍柏散，要根据具体情况，灵活加减。如痛风以疼痛为主症者，可加桃仁 9g，红花 9g，连翘 9g，制没药 6g；嗜酒之人，加炒神曲 15g；肥胖湿气甚者，加生苡仁 30g。丹毒疼痛程度比痛风轻，以热为主，可酌加双花、连翘、公英、地丁等清热解毒药。过敏性紫癜则可酌情加入丹皮、桃仁、红花、丹参等清热凉血活血药。

另，无论是痛风还是丹毒，其发病均与饮食结构不合理有直接关系，故要求病人忌口非常关键。如痛风病人，蘑菇、油菜、菠菜、鱼类、动物内脏、豆类、菜花等高嘌呤饮食应控制摄入。严格忌口，改变不良生活方式，再与中药配合，则事半功倍。［石瑞舫. 裴永清加味苍柏散运用经验. 中国中医药报，2015，6月10日］

方剂速记歌诀

加味苍柏实湿热，二活二术生地黄；
知柏芍归牛膝草，木通防己木瓜榔。

竹皮大丸 11

【来源】

竹皮大丸，源于汉·张仲景《金匮要略·妇人产后病脉证治第二十一》。

【组成】

生竹茹二分　石膏二分　桂枝一分　甘草七分　白薇一分

【用法】

上五味，末之，枣肉和丸弹子大，以饮服一丸，日三夜二服。有热者，倍白薇；烦喘者，加柏实一分。

【功效】

安中益气（清热降逆，安中益气）。

【主治】

妇人乳中虚，烦乱呕逆。

【方解】

竹茹味甘微寒，清虚热止呕逆；石膏辛甘寒，清热除烦；白薇苦咸寒，善清阴分虚热，此三味共用，胃中、心中、阴中之邪热皆可清除。桂枝虽辛温，似与本证不合，但用量极轻，少佐之以防清热药伤阳，又能与甘味药合用而扶阳建中，更能助竹茹降逆止呕，佐寒凉之品从阴引阳；甘草、大枣可安中补益脾胃之气，为丸缓调，使气旺津血自生。若虚热甚，可加重白薇用量，以增强其清虚热之力；虚热烦喘者，加柏子仁宁心润肺。

竹皮大丸主要功用在于清热除烦，和胃止呕，而仲景提出“安中益气”有其深意。所谓“安中”，即甘寒清热，方中竹茹、石膏、白薇是也；胃热去，烦乱除，则中自安；因脾胃为水谷之海，气血之源，产妇之根本。所谓“益气”，即辛甘化气，方中桂枝、甘草、大枣是也；气旺则血生，气旺则乳化；且方中甘草用量重达七分，而余药相合仅六分，复以枣肉和丸，意在使脾气复，胃气和，达到益气安中之目的。

【临床应用提要】

宋健民教授认为本条方证，虽有虚的因素，但主要矛盾还是火热之邪为患，因此方中用竹茹、石膏、白薇甘寒之品，功在清热，使热去烦乱自除，佐桂枝配枣肉以化气安中，中安气自益。据此，宋师对竹皮大丸的运用可归纳为二点：一是应用范围，凡经产妇甚或男子，只要证情相符，皆可用之；二是本方用作汤剂，药物用量的比例，当作一定调整，重用竹茹、石膏、白薇，旨在突出清热降逆，安中除烦。[张显正. 宋健民应用竹皮大丸的经验. 山东中医杂志，1993，12（1）：49]

【临床应用】

案 1　更年期综合征（刘渡舟医案）

王某某，女，50岁。1994年8月29日初诊。近半年来感觉周身不适、心中烦乱、遇事情绪易激动、常常多愁善感、悲恸欲哭。胸闷心悸气短、呕恶不食、头面烘热而燥、口干喜饮、失眠多梦、颜面潮红，但头汗出。月经周期不定、时有时无。某医院诊断为“更年期综合征”，服“更年康”及“维生素”等药物，未见效果。舌苔薄白，脉来滑大、按之则软。刘老辨为妇女50岁乳中虚，阳明之气阴不足，虚热内扰之证。治宜养阴益气，清热除烦，为疏《金匮要略》“竹皮大枣丸”加减：白薇10g、生石膏30g、玉竹20g、丹皮10g、竹茹30g、炙甘草10g、桂枝6g、大枣5枚。

服药 5 剂，自觉周身轻松，烦乱呕逆之证减轻。又续服 7 剂，其病已去大半，情绪安宁，睡眠转佳，病有向愈之势。守方化裁，共服20余剂而病瘳。

原按　“竹皮大枣丸”见于《金匮要略·妇人产后病脉证并治第二十一篇》，

主治“妇人乳中虚，烦乱呕逆”之证。是证由产后气阴两亏，虚热内扰而生。本案所现脉证，发于经断前后，亦是由于气血阴津俱虚所致。月经欲断未断，每易伤阴耗气，气阴不足，则因虚而生内热，热扰于中焦，胃气不得下降，故见呕恶不食；上扰于胸位，使心神无主，又加中焦亏乏，不能“受气取汁，变化而赤为血”，则心血不充，神明失养，故可见心中烦乱，失眠多梦，以及情绪异常等症，治当师仲景“安中益气”为大法，清热降逆，养阴和胃，用竹皮大枣丸。竹茹、石膏清热、降逆、止呕；桂枝、甘草辛甘化气，温中益心；白薇清在上之虚热；大枣、玉竹滋中州之阴液；丹皮助白薇养阴以凉气血而清虚热。本方寒温并用，化气通阴，服之能使气阴两立，虚热内除，于是随月经欲断所现等证候自愈。[刘渡舟医案]

案 2　产后呕逆（何任医案）

华某，女，31岁，1979年7月10日来诊。产后3个月，哺乳。身热（38.5℃）已7～8天，偶有寒栗状，头昏乏力，心烦恚躁，呕逆不已，但吐不出。察其舌质红、苔薄，脉虚数。治则以益气安胃为主。按《金匮要略》篇有妇人“乳中虚，烦乱，呕逆”，用安中益气之竹皮大丸。方药组成：淡竹茹 9g，生石膏 9g，川桂枝 5g，白薇 6g，生甘草 12g，制半夏 9g，红枣 5 枚，2 剂。药后热除，寒栗解，烦乱平，呕逆止。惟略头昏，复予调治痊愈。

原按　本例病人产后 3 个月，在哺乳期中出现寒热、呕逆烦乱等症，诊断为产后虚火盛，上逆而呕恶，故用竹皮大丸改为煎剂以安中益气。竹皮大丸并非补益之品，乃由除烦平逆，清热化气之药组成，包含了平壮火即不食气之意。原方各药配合比例颇为特殊，即在清热药中加一分桂枝以平冲逆，而甘草重至七分，当是安中益气以甘药缓急之意。本案用药量基本参照原方意而化裁，并酌加制半夏以平呕逆。全方药味不多，用量不重，亦取其味薄则通之义，故进药 2 剂，寒热解，烦乱平，呕逆止矣。[何任. 金匮方临床医案. 中医学报，2012，27（5）：559–560]

案 3　经前烦乱（宋健民医案）

孙某，女，34 岁。初诊 1989 年 10 月 3 日。病人自 1987 年以来，每于经前 5～6 天，即感心烦意乱，心下空虚，胸中发闷，痛苦万分，反复发作已逾

2 年，久治罔效。月经按期而行，量少色黑无块，经后干咳，无呕逆，饮食二便均正常，舌苔微黄而干，脉弦数。曾生一女已 4 岁。此为虚热内扰，冲脉气盛，法宜清热安中。处方：竹茹 20g，石膏 15g，白薇 15g，桂枝 6g，甘草 9g。3 剂，水煎早晚 2 次分服，嘱每于经前 7 日始服，连用 2 个月经周期而愈。

原按 妇人经前，太冲脉盛。冲为血海，起于胞中，胞脉络于心，太冲气血壅盛有余而为火，火热伤阴上扰心神故见烦乱，火盛又可耗气，所以用竹皮大丸清热以除烦乱。[张显正. 宋健民应用竹皮大丸的经验. 山东中医杂志，1993，12（1）：49]

案 4　瘟病（孙匡时医案）

孙某某，女，40 岁，1972 年 2 月 23 日诊。病人于前年因惊恐、受气，出现精神恍惚，时悲时喜，悲时哭泣不止，喜时大笑不已。同时伴有默默不欲饮食，心烦喜呕，喜居暗处，夜里失眠、多梦。症见面色青，舌质略红、苔薄白，脉弦数。此属肝火灼阴，神明被扰。治予清热舒肝，调和胃气，用竹皮大丸 3 剂则病愈。至 1976 年随访，未见复发。

原按 孙老认为本方治疗脏躁有显效。脏躁之因，多由情志抑郁、思虑过度或精神刺激而引起。常用方甘麦大枣汤，则适用于因心阴虚而神不守舍者；竹皮大丸则适用于因肝气横逆，郁而化热，母耗子气，心阴不足者。本方重在清热除烦，调理阴阳，舒肝和胃，从而有安神之功。

孙老运用本方时常以竹茹 20 克，白薇 20 克，生石膏 50 克，桂枝 10 克，甘草 5 克，大枣 2 枚，水煎服。[那素梅，董克伟. 孙匡时运用竹皮大丸的经验. 中医杂志，1986，（6）：13–14]

案 5　失眠（孙匡时医案）

李某某，女，24 岁，1973 年 5 月 10 日诊。近 1 个月来夜不能寐，精神欠佳，面色少华，自觉心跳心慌、心中懊侬、头晕、腰腿疼痛，舌淡苔白，脉沉数无力。病人素体血虚，病前又受精神刺激，良由阴虚火旺，肝横气滞，从而神不守舍，经络郁滞。用竹皮大丸 5 剂病即减半，再服 3 剂则病愈。

原按 失眠其因甚多，治法各异。胃不和用半夏秫米汤，心肾不交用黄连阿胶汤，虚热内扰用酸枣仁汤，都是有效之方。竹皮大丸治疗失眠者，乃因肝失条达，里热内炽，营血暗耗，神不守舍，热扰神明所致。方中取桂枝甘草汤之意，通心阳使神明有主；大枣补气生津；石膏、竹茹、白薇直清里热。[那素梅，董克伟. 孙匡时运用竹皮大丸的经验. 中医杂志，1986，(6)：13–14]

案6 阳痿（孙匡时医案）

吴某，男，28岁，1981年6月20日诊。3～4年之前即患阳痿，逐渐加重。前妻因此离婚，续妻也因此要求离婚。先后曾服三肾丸、参茸丸等，毫无起色。现自觉头晕，身热，小溲黄赤，大便燥结，梦多，舌红苔黄，脉弦数有力。此由过用峻补，郁热内蕴，宗筋弛缓，不能作强，用竹皮大丸连服120余剂，1982年春病愈，其爱人已怀孕。

原按 肾藏精，肝主筋，阳明为宗筋之会，故阳痿与这三经关系密切。壮年一般多气血充实，发病多与精神刺激、思虑过度等因素有关。治疗时用温燥之品补益，往往导致火热内生。孙老用竹皮大丸，意在清热降火，和肝理胃，因切中病机而获效。[那素梅，董克伟. 孙匡时运用竹皮大丸的经验. 中医杂志，1986，(6)：13–14]

案7 男性不育（孙匡时医案）

郭某某，男，26岁，1977年8月10日诊。婚后2年无子，经某医院检查精子成活率为30%～40%。症见身体健壮，性生活正常，惟自觉有时发热、头晕，舌淡红、苔略黄，脉滑数。此为过服温燥峻补之品，造成精室蕴热，精子被灼，致使精子成活率大降。治用竹皮大丸，连服9剂而获麟。

原按 《金匮要略》记载："男子脉浮弱而涩，为无子，精气清冷。"这是指真阳不足而精冷，精子不耐其寒则亡。相反，精子被热所灼，不耐其热亦可亡。机体阴阳失调，内环境发生改变，最终均导致精子成活率降低而不能生育，前者用温补元阳之法，后者必用清热宣通之剂。竹皮大丸能清郁热、疏通气机，用之恰当，故获佳效。[那素梅，董克伟. 孙匡时运用竹皮大丸的经验. 中医杂志，1986，(6)：13–14]

方剂速记歌诀

呕而烦乱乳中虚，二分石膏于竹茹；
薇桂一分草七分，枣丸饮服效徐徐。

三黄汤 12

【来源】

三黄汤，源于唐・孙思邈《千金翼方》卷十七。

【组成】

麻黄（去节）五分　黄芩三分　黄芪半两　独活一两　细辛半两

【用法】

上五味，㕮咀，以水五升，煮取二升，去滓，分二服，一服小汗，两服大汗。心中热，加大黄半两；腹满加枳实一枚；气逆加人参三分；心悸加牡蛎三分；渴加栝蒌三分；先有寒加八角附子一枚。此仲景方，神秘，不传。

【功效】

散寒清热，通络止痛。

【主治】

主中风，手足拘挛，百节疼痛，烦热心乱，恶寒，经日不欲饮食。

【方解】

方用麻黄外散风寒；黄芩内清里热；细辛助麻黄发散风寒止痛为佳；独活祛风胜湿，善搜体内之伏邪，为身痛之要药；妙在黄芪一味，既能扶正走表益卫气，又能散寒祛湿而驱邪气，况麻、辛得黄芪，则发散有力；黄芩得黄芪，则清热不伤中。一味黄芪能一统寒热。

【临床应用提要】

用此方加减治疗各类痹证，常随手取效。本方寒温并用，攻补兼备，以之为治痹证的基本方。如风寒湿邪初犯，则重用麻黄以发散；寒甚者，重用细辛以温经散寒止痛，虽无热象，也无须减黄芩，但用量宜轻；热痹者，宜减黄芪、细辛，重用黄芩；血虚者，重用黄芪以益气生血；血瘀者，重用黄芪以补气行瘀；病在上肢加连翘，下肢加牛膝等。

【临床应用】

案 1　身痛（刘渡舟医案）

李某，女，25 岁。1993 年 9 月 29 日初诊。患周身疼痛半年，肩、肘、膝关节无一处不痛，西医检查未见明显异常，曾服“身痛逐瘀汤”不效。现周身疼痛、无汗、恶风、心烦、食少，大便干燥、数日一行。月经后期，经来时小腹疼痛。舌质红、苔白、脉弦细小数。此风寒湿痹阻经络关节，兼有里热之证，治宜祛风散寒清热。处方：黄芩 10g、黄芪 10g、麻黄 3g、细辛 3g、独活 6g，7 剂。

服 3 剂，疼痛大减。七剂服完身痛若失，诸症亦随之而愈。

原按　本案为风寒湿邪在表，而内有蕴热之证。可见于素有内热之人，感受风寒湿邪气；或外邪入里化热，又复感于风寒湿等。风寒湿外侵，三气杂而合至，痹阻于经络关节，故见周身关节疼痛；风寒外束，营卫郁闭，则见无汗、恶风等表证。心烦、便干、舌红、脉数，为热蕴于里之象。证属表里同病，寒热并存。故在治疗上就不能象一般寒痹或热痹那样单纯使用温热药或寒凉药，而是要寒温并用，表里同治，拟散外寒，清内热之法。所用方药为《千金翼方》之“三黄汤”。本方善治“中风手足拘挛，肢体疼痛，烦热心乱，恶寒，不欲饮食”等症。刘老常用本方治疗外寒内热之痹痛，或风寒而有化热之象，其疗效佳。[刘渡舟医案]

案 2　行痹

王某某，女，40 岁，工人。1973 年 3 月 5 日初诊。上肢关节游走性疼痛反复发作已 6 年，每因受凉辄发。近日因气候骤变而症状加剧，肘、腕关节伸屈不利，恶风，口不渴，舌淡红、苔薄白，脉浮紧。血沉 31 毫米/小时，抗“O”833 单位，类风湿因子阴性。证属行痹，治宜祛风通络，散寒除湿。三黄汤加味：麻黄 15g，独活 12g，细辛 10g，黄芩 10g，黄芪 10g，防风 10g，川乌 12g，秦艽 10g，水煎服，5 剂。

11 日复诊：恶风除，疼痛减，原方去防风，麻黄减至 10g，加蜈蚣 2 条，继进 10 剂。自觉症状消失，复查血沉 10 毫米/小时，抗“O”500 单位，病愈。1 年后随访无复发。

按 本案用三黄汤加防风、秦艽、川乌以加强祛风散寒止痛之效。若反复发作、久病不愈者可加全蝎、蜈蚣、穿山甲等虫类药以搜风通络，收效尤捷。[黄阳生. 三黄汤加减治疗痹证. 吉林中医药，1985，(3)：23–24]

案 3　血痹

刘某，男，60 岁，农民。1980 年 12 月 11 日来诊。左肩关节疼痛 8 个月，按“肩周炎”治疗无效。近日左肩关节酸胀疼痛如针刺，有麻木感，夜间尤剧，左上肢抬举、后伸严重受限，穿衣需人帮助，舌淡苔薄白，脉弦。血沉、抗“O”均在正常范围内。证属血痹，治宜活血化瘀通络。三黄汤加减：麻黄 6g，独活 10g，细辛 8g，黄芪 30g，当归 15g，穿山甲 10g，土鳖虫 6g，连翘 10g，水煎服。连服 10 剂，病愈。

按 三黄汤减黄芩，加当归、山甲、土鳖活血通络，重用黄芪益气通瘀，麻黄轻用，取其通络，药中肯綮，故疗效颇速。[黄阳生. 三黄汤加减治疗痹证. 吉林中医药，1985，(3)：23–24]

方剂速记歌诀

风乘火势乱心中，节痛肢拘络不通；
二分芪辛四分独，黄芩三分五麻攻。

清燥汤 13

【来源】

清燥汤，源于金·李东垣《脾胃论》卷下、《兰室秘藏》卷下自汗门。

【组成】

黄连（去须）　酒黄柏　柴胡以上各一分　麦门冬　当归身　生地黄　炙甘草　猪苓　神曲以上各二分　人参　白茯苓　升麻以上各三分　橘皮　白术　泽泻以上各五分　苍术一钱　黄芪一钱五分　五味子九枚

《兰室秘藏》本方苍术（一分）。

【用法】

上㕮咀，如麻豆大。每服半两，水二盏半，煎至一盏，去渣，稍热，空心服。

【功效】

益气养阴，清利湿热。

【主治】

原方为“湿热成痿肺金受邪”而设，治“湿热相合而刑庚大肠，腰以下痿软瘫痪不能动，行走不正，而足欲侧”之证。

【方解】

方中补中益气汤，益气补脾，升清降浊以治本。在此基础上，又有黄连、黄柏清热燥湿；茯苓、泽泻、猪苓淡渗利湿；苍术燥湿健脾；神曲消导；麦冬、五味子养阴；生地益血滋源，使湿热除而阴不伤。临床如遇年老体弱，久病脾虚之湿热证，东垣清燥汤确有良效。

【临床应用提要】

“五痿皆因肺热生，阳明无病不能成”，本方所治之痿证属湿热蕴阻大肠，肺肾阴亏者。其人多以腰以下痿软，乏力身重，小便短赤，大便黏稠为特征性表现。

【临床应用】

案1　痿证（刘渡舟医案）

刘某某，女，19岁，农民。

农村夏收割麦，会战于田野，挥镰上阵，你追我赶，劳动较重。下工后又用凉水洗脚，翌日晨起发现右腿筋纵肉弛，痿软无力，不能站立。西医诊治无效，特邀刘老会诊。切其脉沉细而滑，视其舌苔则白。刘老曰：夏令天热，肺金先伤；劳动过力，而肝肾内弱；又加时令湿热所伤，故成下痿也。惟“清燥汤”治此病最为合拍。

麦冬15g、五味子6g、党参12g、生地10g、当归12g、黄柏6g、黄连3g、苍术10g、白术10g、茯苓12g、猪苓12g、泽泻12g、陈皮6g、升麻3g、柴胡3g。

服至3剂，腿力见增，然立久犹有颤动不稳。上方又加石斛30g、木瓜10g，又服7剂痊愈。

原按　《内经》认为，五脏皆可使人痿。本案下肢痿软，为肺金先伤，肝肾内弱，又加湿热下注痹阻气血所致，属本虚标实之候。肺主宣发、肃降，治节气血津液，在痿证的形成过程中，肺起着相当重要的作用。《素问・痿论》曰：“五脏因肺热叶焦，发为痿躄。”盖金畏火刑，夏令气热，损伤肺津，金体不润，不能宣降津液于全身，则筋脉失调，而成痿。肝藏血，主筋；肾藏精，主骨。劳倦过度，损伤肝肾，精血不足，筋骨失养，同样可以致痿。又加湿热下注，痹阻气血，经脉因不通而失荣，则更加速痿证之形成。故治以养肺阴、补肝肾、清湿热为法。“清燥汤”正与此合拍，本方为《兰室秘藏》方，善治肺肾虚弱，湿热所伤之腰以下痿软，不能行动，行步不正之证。由于方证相对，故获良效。［陶御

风，史光德. 清燥汤治验实录. 中医杂志，2012，53（24）：2159］

案 2　痿证（汪石山医案）

一人形肥色黑，素畏热而好饮，年三十余，忽病自汗如雨，四肢俱痿，且恶寒，小便短赤，大便或溏或结，饮食亦减。医作风治，用独活寄生汤、小续命汤，罔效。仲夏，汪视之，脉沉细而数，约有七至，曰：此痿证也。丹溪云：断不可作风治。经云：痿有五，皆起于肺热。只此一句，便知其治之法矣。经又云：治痿独取阳明。盖阳明，胃与大肠也，胃属土，肺属金，大肠亦属阳金，金赖土生，土亏金失所养，而不能下生肾水，水涸火盛，肺愈被伤。况胃主四肢，肺主皮毛，今病四肢不举者，胃土亏也；自汗如雨者，肺金伤也。故治痿之法，独取阳明而兼清肺经之热，正合东垣清燥汤。服百帖，果愈。（明·江瓘《名医类案·痿》）［陶御风，史兴德. 清燥汤治验实录. 中医杂志，2012，53（24）：2159］

案 3　痿证（马光亚医案）

陈某，男，49 岁。1979 年 5 月 3 日发病。突患足痿证，行走无力。5 月 7 日至某医院求治，医院检查，未能确诊，做过脑电波检查，脊椎 X 线摄片及 X 线断层检查，住院 3 个星期，终无结果。出院后，5 月 26 日由其妻陪同前来求治，搀扶上楼。诊见舌苔白腻，脉象濡缓，足软无力，身重如山，心慌，小便短赤，手足冒汗。诊为湿热为患，予“清燥汤”。西党参 10g，茯苓 10g，当归 6.5g，黄芪 10g，陈皮 5g，生地黄 6.5g，苍术、白术各 6.5g，川连 2.1g，黄柏（炒）3g，麦冬 10g，五味子 2.1g，炙草 3g，猪苓 5g，升麻 2.4g，神曲 6.5g，泽泻 6.5g，柴胡 3g，生姜 2 片。

此方是金元时代名医所创，适应证是受湿热患痿，足不能行。

5 月 28 日复诊：服药 2 剂，感觉轻松多了。5 月 31 日三诊：病人自己一人前来，上楼步履轻快。病近痊愈，后即到某学校恢复教课。

6 月 18 日四诊：病人热去湿有余蕴，疲倦甚轻，大便不实，关节有些酸痛，改祛湿的方如下：西党参 10g，苍术 10g，茵陈 13g，黄芪 13g，茯苓 13g，防风 10g，羌活、独活各 10g，泽泻 10g，薏苡仁 15g，白术 10g，升麻 2.4g，甘草 3g，法半夏 13g，干姜 1.5g，陈皮 6.5g。3 剂。

6月23日五诊：关节酸痛减轻，小便增多，脘腹舒畅，便渐正常，足软症状消失。处方：西党参 10g，羌活、独活各 10g，茵陈 13g，苍白术各 10g，黄芪 13g，薏苡仁 15g，干姜 1.5g，茯苓 13g，法半夏 10g，厚朴 10g，泽泻 10g，升麻 2.4g，藿香 10g，陈皮 6.5g，佩兰 10g。(《台北临床三十年》)［陶御风，史兴德. 清燥汤治验实录. 中医杂志，2012，53（24）：2159］［马光亚《台北临床三十年》. 中国水利水电出版社，1992，11］

方剂速记歌诀

清燥二术与黄芪，参苓连柏草陈皮；
猪泽升麻五味曲，麦冬归地痿方推。

白薇汤14

【来源】

白薇汤，源于宋·许叔微《本事方》。

【组成】

白薇　当归各一两　人参半两　炙甘草一分

【用法】

为粗末每服五钱，水两盏，煎至一盏，去渣温服。

【功效】

补血柔肝，并清虚热。

【主治】

郁冒，血厥。人平居无疾苦，忽如死人，身不能摇，默歇不知人，目闭不能开，口噤不能言，或微知人或恶闻人声，但如眩冒，移时方寤，此由已汗过多，血少气并于血，阳独上而不下，气奎塞而不行，故身如死，气过血还，阴阳复通，故移时方痛，名日郁冒，亦名血厥，妇人多有之，宜白薇汤。

方后又嘱言“此病最多，而妇科皆不知，无不误治”。

【方解】

方中以白薇为主药，凉润养血兼降少阳之逆气，且具畅达之性，如本草经云：味苦平，主暴中风，身热肢满，忽忽不知人。当归既养血和血，又调气行气，凡气血逆乱之时，多倚为要药。人参，甘草则为辅佐之品。[宋洪轩. 白薇汤治血厥二则. 天津中医. 1987,（5）: 39]

【临床应用提要】

刘渡舟教授常用此方治疗头痛、眩晕、手麻等症而有随月经来潮而发作的特点，效如桴鼓。

【临床应用】

案 1　经来血厥（刘渡舟医案）

高某某，女，30 岁，已婚，住北京市海淀区。1995 年 3 月 21 日初诊。

自诉每届经期前后则头痛如劈、昏厥欲仆、手足逆冷、汗出淋漓、面色㿠白，状如“休克”。月经有黑紫色血块，伴随身软乏力、腰痛、心悸、少寐、口干。观其形体羸弱、面色不荣。舌质淡红、脉沉细弱。辨为气血不充，血不柔肝，而在血室空虚之时，肝之风木阳气厥而上行为患。治以白薇汤补血柔肝，并清虚热。

当归 20g、白薇 10g、党参 12g、炙甘草 10g。

服药 7 剂，心悸肢软好转、体力增加。原方党参增至 15g，当归加至 30g，续服 14 剂后，月经来潮，除小腹略有不舒反应，头痛眩冒未发。

原按　导致厥证的原因很多，但其病机关键是阴阳之气失去平衡，不能相互贯通。《伤寒论》说：“凡厥者，阴阳气不相顺接，便为厥。”所谓“阴阳气”，其义为广，可以是表与里，气与血，营与卫，上与下等等。本案在月经来潮时出现头痛眩冒，重则仆地人事不知，状如休克，乃由血虚而肝气独行于上而使阴阳之气上下不相顺接所致。其辨证的眼目是每逢月经来潮之时，血液下行，血室空虚，使阴阳上下不维系而发生厥证。从其口干、舌淡之症观察，本案兼有血虚生内热之情。所以在补血的同时，伍以凉血清虚热之药，选用《普济本事方》之“白薇汤”。当归补血，党参益气，白薇清血中虚热，甘草以调和阴阳。共奏益气血，清虚热，调和阴阳之功。[刘渡舟医案]

案 2　原发性高血压（冉雪峰医案）

吕某某，男性，65 岁，北京人。1958 年 8 月中旬来诊。诉 1 个月半眩晕、耳鸣，四肢麻木，心悸。近日尤甚，眩晕尤甚，如坐舟中，恶心。病人肥胖，肤冷，频频呵欠，肠沉而略数，血压 176/106mmHg。X 线摄片心脏呈主动脉型，左心室较肥大，主动脉弯曲延长。中医诊断为肝风内动，治以柔肝息风。方用白薇汤加镇肝息风之品。3 日后，眩晕基本消失，已能自由行走，血压降为 120/80mmHg，迄今月余未再波动。［郭士魁，陈可冀，马淑民，等. 冉雪峰治疗原发性高血压 50 例的疗效分析. 中医杂志，1959，（6）：38–39］

方剂速记歌诀

白薇汤是急救方，薇归一两参半两；
炙草一分水煎服，郁冒血厥效堪当。

苍术复煎散 15

【来源】

苍术复煎散，源于金·李东垣《兰室秘藏》卷中腰痛门。

【组成】

红花一分　黄柏三分　柴胡　藁本　泽泻　白术　升麻各五分　羌活一钱　苍术四两，水二碗，煎二盏，去租，入药

【用法】

上吹咀，水 2 碗先煎苍术汤二大盏，复煎前项药至一大盏，稍热空心服，取微汗为效。忌酒、湿面。

【功效】

祛风湿，止痹痛。

【主治】

治寒湿相合，脑右痛，恶寒，项筋脊骨强，肩背胛眼痛，膝膑无力，行走沉重。

【方解】

本证由寒湿痹阻经络所致，故以苍术健脾祛湿为君。苍术苦温，入足太阴、阳明等经，主治风寒湿痹，有“逐皮间风水结肿，消痰水，治筋骨软弱，健脾安胃，消谷嗜食，轻身”之功；羌活、藁本祛风寒湿止痛，柴胡、升麻升阳，白术健脾，泽泻利湿，黄柏清湿热为反佐，红花活血化瘀。

【临床应用提要】

本方功效祛湿散寒止痛，临床常用治疗寒湿痹证，项筋脊骨强诸症，尤以偏湿重者效果为佳。

【临床应用】

案 1　痹症（王光润医案）

张某，男，40 岁。形体肥胖，四肢小关节肿痛变形，腰胸疼痛，俯腰行走，不能直立，病程已 4 年有余。X 片见腰胸椎部分融合，指趾关节变形，曾经各地医院治疗效果不显著，诊于余，因思苍术复煎散有治项筋脊骨强之症，且其方药多为升阳祛湿搜风之品，与病人脉证甚为相宜，故予苍术复煎散原方治疗（苍术 120g，羌活 3g，升麻 3g，白术 1.5g，黄柏 1g，红花少许）。因苍术性较辛燥，初量不宜过大，故从 9g 起渐增至 15g、24g、45g、90g，终至 120g，服上方 60 余剂，关节肿消痛止，胸腰及四肢活动自如，已恢复工作，随访至今未复发。[王光润主治，胡勇整理. 古方苍术复煎散治验一得. 辽宁中医杂志，1982,（12）：43]

案 2　痹痛（王光润医案）

王某某，男，42 岁。病人于 1976 年因患胃溃疡施行胃全切术，术后于 1977 年胃痛又发作，胃痛隐隐，持续不减，喜温喜按，颜面憔悴，大便溏薄，小便清，苔白，脉沉细无力。先以理中汤加味治之，胃痛减轻，但出现双下肢及指腕关节、大指、大鱼际、肘关节等部位周围痹痛游走不定，以左侧为甚，每晚 8～10 时尤剧，黎明即缓解，疼痛部位出现高出皮肤大如手掌、小如钱币之淡红色疹块，灼热感，每随疼痛缓解而消失，若肢体痛消失时则胃脘必痛，胃脘痛缓解时而肢体必痛，如此反复发作已 20 余年，每年约有半年以上时间不能工作，诊其脉滑数无力，舌淡苔薄白，断为脾虚健运失司，湿邪留伏。连服苍术复煎散（同上）40 余剂，其苍术用量由 15g 渐增至 120g，服药后疹块全部消退，痹痛，胃痛均未发作。面色转红，精神焕发。随访月余，至今未发。[王光润主治，胡勇整理. 古方苍术复煎散治验一得. 辽宁中医杂志，1982,

（12）：43］

方剂速记歌诀

复煎红花二术羌，柴升泽柏藁本襄；

空心热服取微汗，祛风除湿止痛良。

三奇散 16

【来源】

三奇散，源于明·朱橚《普济方》。

明代《张氏医通》用治“气虚停湿，气机不畅，痢后下重”之三奇散（黄芪、枳壳、防风）。

【组成】

黄芪二两　防风一两　枳壳一两

【用法】

共捣为散，每服二钱，米饮或蜜汤送下。

【功效】

补气行滞。

【主治】

痢疾病后，里急后重久不解。

【方解】

以黄芪为主药，擅补气之长；以枳壳行魄门之滞气；防风散肝邪而条达肝气。全方补气而不滞气，行滞而不耗气。妙在为散，米饮或蜜汤送下，甘缓解余毒而资谷气，缓慢行之益之。

【临床应用提要】

本方用于气虚久痢，下重坠胀者。

何秀山于《重订通俗伤寒论》中指出：痢疾“病后后重不除者，三奇散最妙”。据《王孟英医案》载，其所治病证，大体为下痢（或赤白痢）日久，腹不甚痛，奔迫异常，神差能食，脉虚弦而软（张山雷谓“舌苔必不甚垢腻”）诸症。

徐景藩教授经验：如泄泻伴有虚坐努责，当用三奇散（黄芪、枳壳、防风）补气升提止泻，黄芪、枳壳对小儿腹泻尤有升提止泻之效。[章永红. 徐景藩医疗经验琐记. 中医杂志，1985，(9)：19–21]

【临床应用】

案 1　久痢之里急后重（黄耀人医案）

萧某某，女，52 岁，农民。患痢疾已 2 个月，于 1976 年 8 月间就诊时每日痢下十二三次，尚有白黏垢物混于粪便中，脉软滑数，舌淡红无苔，按腹不痛而软。曾以白头翁汤、香连丸、芩芍汤加银花、蒲公英、败酱草等，连服七八日，粪色始正，但里急后重，日需虚蹲努责七八次，偶得矢气则腹中软快。认为气虚下陷，以升阳举陷补气法，连进三四剂，疗效不显。病者认为无法治愈，失望而归。授予三奇散方，嘱其服。事过半年，其女告知，自服药后，未及终剂，里急后重消失病愈，食量倍增，肌丰体健。[黄耀人. 古方《三奇散》治验. 福建中医药，1981，(2)：24]

方剂速记歌诀

三奇散用芪防枳，补气达肝兼行滞；
气虚久痢下坠胀，蜜汤米饮送服识。

六味汤17

【来源】

六味汤，源于清·张宗良《喉科指掌》。

【组成】

荆芥穗三钱　薄荷（要二刀香者妙）三钱　炒僵蚕二钱　桔梗二钱　粉甘草二钱　防风二钱

【用法】

上药，俱为末。煎数滚去渣，温好，连连漱下，不可大口一气吃完。如煎不得法、服不得法，则难见效，须依如此为度，倘要紧之时，煎及白滚水泡之亦可。

【功效】

清热解毒，利咽消肿，祛痰散结。

【主治】

漱咽喉七十二症总方：治一切咽喉，不论红白，初起之时，漱一服可愈。

【方解】

甘草、桔梗利咽解毒缓急止痛；荆防之辛温配以薄荷之辛凉，且荆芥兼入血分，防风为风中润剂；僵蚕祛风痰而散结毒。全方中正平和，无寒凉之弊，无温燥之虞，故喉症初起，不论红白，均可治之。

【临床应用提要】

本方主要用于治疗咽喉疾病初起，风邪上犯清窍，症见咽痛，声嘶，咳嗽痰黏等，检查局部黏膜红赤不甚，舌质稍红，苔薄白，脉略浮弦或浮滑者。

王士贞教授临床常以六味汤加减，治疗咽喉疾病，取得较好疗效。临床症见咽喉红肿疼痛，发热口干，舌红，脉数者，六味汤加黄芩、射干、牛蒡子、玄参、板蓝根；咽喉红肿疼痛，溃烂生疮，发热口渴，大便秘结者，六味汤去荆、防，加黄芩、山栀子、桃仁、大黄、石膏；咽喉红肿疼痛，声音嘶哑，口干者，六味汤加蝉蜕、黄芩、赤芍、木蝴蝶；咽喉红肿疼痛，咳嗽痰稠者，六味汤加桑白皮、瓜蒌仁，杏仁、浙贝母、冬瓜仁；咽喉疼痛，时有关节微痛者，可重用防风，并加络石藤、老桑枝、生苡仁、威灵仙；咽喉微痛，声带水肿充血或肥厚者，六味汤加射干、桃仁、猫爪草、桑白皮；咽喉微红微肿，灼热口干者，六味汤去荆、防，加玄参、花粉、七叶一枝花、桑白皮、岗梅根；喉中梗梗不利，口微干，灼热感者，六味汤去荆、防，加玄参、麦冬、浮小麦、素馨花、苏梗；喉中梗梗不利，颈部牵引不适，六味汤加柴胡、白芍、羌活、老桑枝。[王士贞. 六味汤治疗咽喉病临床运用. 新中医，1991，(10)：44–45]

【临床应用】

案 1　急性化脓性扁桃体炎（王士贞医案）

刘某某，男，25 岁，工人，1989 年 10 月 2 日诊。病人咽喉疼痛伴发热 3 天。诉说 3 天前因过食辛热之品，加上不慎受凉后，即出现咽痛。3 天来咽痛逐渐加剧，吞咽时尤甚，发热（38～39℃）微恶寒，微咳痰黏，口干欲饮，大便结，小便黄，舌红、苔微黄，脉弦数。检查见咽黏膜充血，双侧扁桃体Ⅱ度，充血，隐窝见白色脓点。诊断：急性化脓性扁桃体炎。证属肺胃热盛型。处方：桔梗、射干、牛蒡子各 12g，荆芥、僵蚕、防风各 10g，薄荷（后下）、甘草各 6g，黄芩、冬瓜仁、板蓝根各 15g。煎服，日 2 剂，并嘱其用漱口方含漱，润喉丸含服。次日再诊，谓药后微汗出，热退，头、咽痛减，仍觉口干，舌质红，脉弦略数，检查见双扁体Ⅱ度，充血减，隐窝仍见少许脓点，再服上

药 3 剂而愈。[王士贞. 六味汤治疗咽喉病临床运用. 新中医，1991，(10)：44–45]

案 2　右扁桃体周围脓肿（王士贞医案）

周某某，男，40 岁，司机，1990 年 3 月 17 日诊。诉说咽喉疼痛，吞咽困难，发热 4 天。病人于 4 天前因开车长途跋涉，饮食不节，随即咽喉疼痛，发热 39℃，咽痛渐剧，以右侧为甚，伴右侧头痛、颈痛，吞咽困难，张口受限，说话如含物，痛苦难忍。3 天未解大便，口干欲饮，舌红、苔黄厚，脉弦滑数。检查见右侧扁周红肿，触之有波动感，悬雍垂水肿被推向左侧，右颌下淋巴结肿大，明显压痛。诊断：右扁桃体周围脓肿。证属胃火炽盛。即行扁周脓肿穿刺抽脓，抽出脓血样分泌物 5ml。处方：桔梗、黄芩、桃仁、赤芍、金银花、野菊花各 15g，甘草、大黄（后下）、薄荷各 6g，石膏 30g。煎服，日 2 剂，并嘱其用漱口方含漱，润喉丸含服，双柏散油膏一贴敷右侧颈部。次日再诊，咽痛大减，热退至 37.5℃，大便已解，检查见右侧扁周红肿已消大半，继续再服上药 2 剂（日 1 剂），上症基本消失，嘱以六味汤加桑白皮、地骨皮、玄参各 12g，岗梅根 20g，3 剂，以清余热。[王士贞. 六味汤治疗咽喉病临床运用. 新中医，1991，(10)：44–45]

案 3　慢性咽喉炎（王士贞医案）

陈某某，女，46 岁，教师，1989 年 6 月 10 日初诊。病人声音嘶哑反复发作约 3 年，近 3 个月来声嘶，说话费力，咽喉微痛，灼热感，口微干，间有黏痰，舌稍红、苔薄白略干，脉细。检查见咽黏膜轻度充血，双侧声带轻度充血，中段肥厚，闭合欠佳。诊断：慢性咽喉炎。证属肺阴虚，痰瘀阻滞。处方：桔梗、赤芍、木蝴蝶、山楂炭各 12g，甘草、薄荷各 6g，僵蚕 10g，玄参、北沙参各 15g，猫爪草 30g。水煎服，日 1 剂，服 7 剂后，病人声嘶大减，咽痛灼热感减。检查见咽黏膜已无明显充血，双侧声带充血减，中段仍肥厚，闭合欠佳。再服 7 剂，声嘶基本消失，说话爽利。检查见双侧声带未见明显充血，中段边缘仍稍肥厚。拟上方去赤芍、射干、薄荷，加白芍 15g，太子参 20g，桑白皮 12g，每周服 2～3 剂，坚持服药 1 个月，声嘶痊愈，双侧声带恢复正常。服药期间并配合含服润喉丸或清金开音丸，并嘱病人减少说话，痊愈后仍需注意避免用声过度，以防复发。[王士贞. 六味汤治疗咽喉病临床运用. 新中医，1991，(10)：44–45]

案 4　慢性咽炎（王士贞医案）

廖某某，女，50 岁，1990 年 5 月 20 日诊。诉说咽喉梗梗不利约 1 年，咽症时重时轻，觉咽中有痰，频作“吭、咯”之声而后快，间感颈部牵引不适，遇事稍有不悦，并症状加重。疑生癌症，悲伤欲哭，痛苦之状，难以自持。数月来纳食不香，咽干津少，大便时溏，舌淡红、苔薄白，脉弦细。检查见咽黏膜稍暗红，咽后壁淋巴滤泡散在性增生充血，鼻咽光滑，双侧颈部未触及肿块。诊断：慢性咽炎。证属脾虚肝郁。处方：桔梗、白芍、素馨花、柴胡各 12g，甘草、薄荷各 6g，僵蚕 10g，麦冬 15g，浮小麦、怀山各 30g，水煎服，日 1 剂，连服 20 余剂后，症状大减。再以六味汤合参苓白术散加减，服 20 余剂，诸症相继告愈。服药期间，针对病人恐惧心理，耐心解释，解除疑虑，配合治疗。［王士贞．六味汤治疗咽喉病临床运用．新中医，1991，（10）：44–45］

方剂速记歌诀

六味汤用荆芥防，桔梗薄荷草僵蚕；
外感风寒咽喉病，宣肺利咽随加减。

甘露饮 18

【来源】

甘露饮，源于《太平惠民和剂局方》卷六。

【组成】

生地黄　熟地黄　麦冬　天冬　石斛　甘草　枳壳　枇杷叶　茵陈　黄芩

【用法】

上等分，为末，每服二钱，水一盏，煎至七分，去滓温服，食后，临卧。小儿一服分两服，仍量岁数，加减与之。

【功效】

清热利湿养阴。

【主治】

主治齿龈肿烂，时出脓血或口舌生疮，咽喉肿痛，目赤肿痛，不任凉药；脾胃受湿，瘀热在里，湿热相搏所致黄疸等。

主治病证，或涉及“胃中客热”，或涉及“脾胃受湿，瘀热在里”。

《医方集解》称甘露饮“治胃中湿热，口臭喉疮，齿龈宣露，及吐衄齿血”等病证。

另有：小甘露饮（《重订严氏济生方》）：黄芩、升麻、茵陈、栀子仁、桔梗、生地黄、石斛、甘草（炙）各等分。适用于脾胃阴虚有热夹湿热，症见身体面目悉黄、舌干、咽喉肿痛等。

【方解】

本方用二冬、二地、石斛、甘草滋养胃肾之阴，黄芩、茵陈清热利湿，枳壳宣畅气机，尤妙在用枇杷叶宣肃肺气（肺主气，气化则湿热亦化）。因本方滋养阴津不碍湿热，清利湿热不伤阴，向为历代医家所常用。

《时方歌括》谓："足阳明胃为燥土，喜润而恶燥、喜降而恶升。故以二冬、二地、石斛、甘草之润以补之，枇杷、枳壳之降以顺之。若用连、柏之苦，则增其燥；若用芪术之补，则虑其升；即有湿热，用一味黄芩以折之，一味茵陈以渗之，足矣。盖以阳明之治，最重在'养津液'三字。此方二地、二冬等药，即猪苓汤用阿胶以育阴意也。茵陈、黄芩之折热而去湿，即猪苓汤中之用滑、泽以除垢意也。"

【临床应用提要】

甘露饮实质是着眼于胃中客热，脾胃受湿的病机来立法遣方。治法以养脾胃之阴和清利脾胃湿热相结合为特点。

张琪教授指出，其病机之关键在于脾胃阴虚，湿热内蕴。

陈修园认为本方滋阴与利湿两搜其长。方中二冬、二地等药，既《伤寒论》猪苓汤以阿胶养阴之意；黄芩、茵陈、枳壳等药，既猪苓汤用滑石、泽泻此利湿除垢之意。所以凡属阴虚兼湿热之证，无论其舌苔多么黄腻，都可以放心使用本方。

【临床应用】

案1　口疮反复发作6年（余国俊医案）

某女，35岁，1987年9月22日初诊。病人6年前下唇内及上腭第一次患口疮时，服黄连上清丸数日即愈。尔后常在经期或劳累、睡眠不足、恣啖辛热食物后复发，中、西药物杂投，10日许可愈。近3年来口疮越发越频繁，好发部位为唇内、上腭及左颊内，此伏彼起、彼伏此起，很难全部消失。西医诊为"复发性口腔溃疡"，嘱其多吃水果、新鲜蔬菜，常服多种维生素，严重时上抗生素和激素，外用冰硼散，中药曾服过丹栀逍遥散、知柏地黄汤、五味消毒饮、天王补心丹加减等上百剂，均似效非效，始终未能控制其复发。

刻诊：精神倦怠，面容憔悴，口腔上腭、下唇、左颊内各有口疮1个，呈圆形，如黄豆大，色黄，疮面凹陷，周围黏膜色红，灼痛；心烦，眠食不安，咽干，小便黄，大便偏干，舌红少津，苔黄腻，脉弱稍数。考虑为胃肾阴亏，湿热蕴蒸之证，治宜滋养胃肾，清化湿热，用甘露饮加味：天冬12g、生地12g、麦冬10g、熟地 10g、黄芩 10g、枳壳 10g、石斛 10g、茵陈 10g、生甘草 5g、虎杖15g、蒲公英15g、枇杷叶25g。6 剂，忌辛辣食物。

二诊：口疮形迹仍在，但溃疡面已大部分愈合，灼痛大减，舌偏红，苔薄黄，脉弱。上方去蒲公英，生甘草加至10g，再加砂仁、焦黄柏各6g。6 剂。

三诊：口疮消无芥蒂，神爽面华，眠食俱佳。为巩固计，予参苓白术散加减善后：太子参、北沙参、玉竹、白术、茯苓、生甘草、山药、肉苁蓉、草决明各60g，莲肉、桔梗、苡仁、扁豆、石斛、天花粉、虎杖各 30g，砂仁、焦黄柏、鸡内金各 15g。诸药共用微火烘脆，轧为细末，炼蜜为丸，每丸约重 10g，每服 1丸，日 3 次，连服 50 天。效果：2 年后因他病来诊，言口疮愈后一直未复发。[余国俊. 口疮反复发作 6 年. 中国乡村医生杂志，1994，(7)：24–25]

案 2　口糜（王肯堂医案）

明代王肯堂在《灵兰要览》中记载一案：“常熟严文靖公，年逾七十，未断房室，口服温补之药无算，兼以人参煮粥，苁蓉作羹，致成胃热，满口糜烂，牙齿动摇，口气臭秽，殆不可近。屡进寒凉清胃之药不效，有欲用姜桂反佐者，请决于予。予曰：‘用之必大剧’，主用加减甘露饮，八剂而平。”

案 3　再生障碍性贫血（米伯让医案）

王某，男，23 岁。因头昏乏力、间断发热月余，于 1957 年 2 月 26 日收住院。入院后，血常规化验报告：红细胞 0.99×10^{12}/L（99 万/mm^3），血红蛋白 20g/L（2g/dl），白细胞 2.9×10^9/（2900/mm^3），中性粒细胞 0.68，淋巴细胞 0.36，网织红细胞 0%，血小板计数 30×10^9/L（3 万/mm^3）。骨髓检查报告：再生障碍性贫血。经西医给予激素、输血、抗感染等治疗 2 年余，未见好转。病情危重，故请米老会诊。症见精神萎靡，面色萎黄，形体消瘦，头昏眼花，发热无力，心悸气短，食欲不振，鼻衄、齿衄，皮下紫斑，盗汗，皮肤苍白，尿黄；舌质红，苔薄黄，脉象沉细而数。中医诊断：虚劳脱血病。证属阴虚阳亢，迫血妄行。治宜滋阴清热，凉血止血。方用甘露饮加味。方药：生地、熟地各 28g，天冬、麦冬、黄芩、石斛、枇杷叶、枳壳、茵陈、阿胶（烊化）、犀角、丹皮、炙甘草各 10.5g，每日 1 剂。

服至 19 剂后，诸症减轻。仍鼻衄，齿衄，舌红，苔黄，脉沉细数。上方加黄连、生大黄（后下）各 10.5g、生石膏 35g，每日 1 剂。又服 13 剂，发热退，出血止。方中减去阿胶、犀角、丹皮、黄连、生大黄、生石膏，守甘露饮原方继服，每日 1 剂。若发热加犀角、丹皮；若鼻衄、齿衄及皮下出血，加黄连、生大黄、生石膏、阿胶。服至 40 剂，化验：血红蛋白为 58g/L（5.8g/dl），红细胞 1.8×10^{12}/L。继服上方约 200 剂，病人精神正常，诸症消失。血常规化验：红细胞 3.4×10^{12}/L（340 万/mm^3），血红蛋白 98g/L（9.8g/dl），白细胞 7.8×10^9/L（7800/mm^3），血小板 120×10^9/L（12 万/mm^3）。骨髓检查报告：正常。痊愈出院。随访 25 年，未复发。

原按 本例病人经西医药治疗二年余，输血 26 000ml，一直未见好转。用中药甘露饮 6 个多月而稳定痊愈。米老认为：本例病属阴虚劳热，阳亢化火，遂至迫血妄行。故选用加味甘露饮，滋肾胃之阴，清心胃之热。本例在用药上，以重用生、熟地为主，取其既能凉血止血、又能填精补髓。本例之成功，除了及时制止发热和出血，有利于养阴药发挥作用外，在审证求因的基础上，坚持守方，也是一个关键。[米烈汉，孙秀珍. 米伯让医案二则. 中国医药学报，1987，2（4）：41]

案 4　反复发作性口腔溃疡（郭子光医案）

吕某，女，43 岁。病人反复发作性口腔溃疡十余年，自诉曾多次于外院就诊，服用抗生素类药物效果不佳，也曾多次服用中药治疗，只带部分处方，多为清热泄火药，效果均不显。遂慕名来郭教授处就诊，来时自诉口腔疼痛难忍，进食讲话疼痛加重，述平素畏寒怕冷，较平常人多着衣被，纳眠一般，二便调，察其面色㿠白，口腔两侧内有数个米粒大小溃疡，色白，边缘淡红，不肿。四肢不温，舌质淡，苔薄黄，脉沉细无力，尺脉尤甚。郭教授辨证为肾阳虚弱，虚阳上浮；治以引火归原，滋阴潜阳。方用封髓丹合潜阳丹加减。处方黄柏 15g，醋制龟板 30g，制附片 20g，砂仁 15g，炙甘草 10g，谷芽 30g，炒白术 20g。

病人连服上药10剂后，口腔疼痛症状有所减轻，舌质淡，苔薄白，脉沉细。改用金匮肾气丸加减，处方：制附片20g，肉桂5g，山药20g，山茱萸15g，牡丹皮15g，生地黄15g，茯苓15g，泽泻15g，谷芽30g。再用北细辛10g捣细调面粉团敷口腔患处。

病人服上方10余剂后前来复诊，自诉口干不欲饮，口腔内溃疡热痛，五心烦热，便秘，舌质红苔薄黄腻，脉细数，余无异常，郭教授辨证为阴虚挟湿热，方用甘露饮，处方：麦冬30g，天冬15g，生地黄15g，枇杷叶20g，黄芩15g，枳壳15g，石斛20g，茵陈20g，甘草梢10g，竹叶15g，车前仁15g，火麻仁20g。继续用上方10余剂即愈，1年后随访至今未发。[方云芸，黄金珠，宋帮丽，等．郭子光教授治疗反复发作性口腔溃疡一则．中医学报，2010，25（1）：52]

方剂速记歌诀

甘露茵陈芩杷壳，二冬二地石斛草；
清热利湿又养阴，口咽疮烂服之瘥。

引火汤19

【来源】

引火汤，源于清·陈士铎《辨证奇闻》卷三。

【组成】

熟地三两　巴戟一两　麦冬一两　北味二钱　茯苓五钱

【用法】

水煎服。

【功效】

引火归元。

【主治】

引火汤原用于咽喉肿痛属阴蛾者。

陈士铎《辨证奇闻》卷三“咽喉门”载：“咽喉肿痛，日轻夜重，亦成蛾如阳症，但不甚痛，自觉咽喉燥极，水咽少快，入腹又不安，吐涎如水，将涎投水中，即散化为水。人谓喉痛生蛾，用泄火药反重，亦有勺水不能下咽者。盖日轻夜重，阴蛾也，阳蛾则日重夜轻。此火因水亏，火无可藏，上冲咽喉。宜大补肾水，加补火，以引火归藏，上热自愈。用引火汤……。”

陈士铎的另一著作《洞天奥旨》卷十“喉闭蛾疮”亦指出：“引火汤治阴证双蛾、单蛾喉痹等证……一剂火下归，二剂痊愈……已破、未破俱可用，不必用针、吹药点治之也。”

《疡医大全》卷十七中亦收录引火汤，用治阴虚乳蛾，较前方多天门冬一两。

另引雷真君方，较前方少巴戟天、麦冬，多山茱萸、山药、玄参、白芥子、肉桂，用治咽痛。

《外科医镜》，治阴火喉痹。熟地（三两），山萸肉（一两），麦冬（五钱去心），北五味（二钱），上桂（二钱或嫌味辣改用附子亦可），淮牛膝（三钱），车前子（三钱）。

【方解】

方用熟地为君补水，麦、味为佐滋肺，金水相资，水足制火。加入巴戟之温，又补水药，则水火既济，水下趋，火不得不随，增茯苓前导，则水火同趋，共安肾宫，何必用桂、附引火归元乎？况证因水亏火腾，今补水，倘用大热之药，虽引火，毕竟耗水。余用巴戟，取其引火，又足补水，肾中无干燥之虞，咽喉有清肃之益，此巴戟所以胜附、桂也。［陈士铎《辨证奇闻》卷三“咽喉门”］

【临床应用提要】

《李可老中医急危重症疑难病经验专辑》中，对该方应用尤多，用于肾水不足、火不归元所致鼻衄、倒经、舌衄、口疮、舌疮、乳衄、血崩、头痛以及卒中前兆、三叉神经痛、红斑狼疮、白塞氏病、干燥综合征等诸多病证。李可老中医对其的用法、用量如下：“熟地90g，盐巴戟肉30g，天冬30g，麦冬30g，云茯苓15g，五味子6g，油桂2g（米丸先吞）。”

李可引火芍甘止痉汤，组成：熟地 90g，天麦冬各 30g，茯苓 15g，五味子6g，白芍 100g，炙甘草 30g；全蝎 12 只，蜈蚣 2 条（粉吞）；细辛 15g。主治：血管神经性头痛、三叉神经痛。方解：引火汤导龙归海，疗头面虚火；芍药甘草汤缓急止痛；止痉散入络搜剔，定痛散结；细辛入少阴而透伏寒，兼寓火郁发之之义。

李可先生总结龙雷之火鉴别要点有五：①双膝独冷，上下温度如常，独膝盖部其冷如冰；②来势暴急跋扈，如迅雷闪电，顷刻生变；③随阴阳盛衰之年节律、日节律演变，天人相应现象最著，如冬至阳生则病，春令阳升转重，夏至阴生渐缓，日出病作，日中病甚，日落病缓，入夜自愈；④热势轰轰，或由脚底，或由脐下，上攻头面，误用苦寒直折则危；⑤不渴尿多，渴喜热饮。李可先生又称“龙雷之火上奔无制者，加肉桂粉 1.5g（刮去粗皮研粉，蒸烂小米为丸，药前先吞），引无根之火降而归肾，见效尤速。”其经验弥足珍贵，可资学习借鉴。[李可. 李可老中医急危重症疑难病经验专辑. 太原：山西科学技术出版社，2005：241–242，287]

【临床应用】

案 1　三叉神经痛（李可医案）

例一：王某某，男，40 岁。1983 年 10 月 18 日初诊。主诉：左侧下牙床剧烈疼痛 10 日，发病时突觉左侧面颊部轰轰发热，面赤如醉，头痛目糊，随即颊车穴如电击，持续剧痛约 1 分钟许，大声惊叫，嚎哭而休克。从此即不敢洗脸、刷牙、嚼物，稍有触动，迅即发作。某医院诊为“三叉神经（下颌支）痛”。迭用封闭、针灸，服清热息风中药无效。查病人脉象洪大，舌红无苔。双手护面，神情紧张，惊恐异常。追询病史，病人曾患阳痿 10 余年，久服辛热壮阳之剂而无效。此乃辛热灼伤肾阴，致使阴虚于下，龙火上燔。拟大滋真阴，引火归源，佐以柔肝，选“引火汤”合“芍药甘草汤”。熟地 90g，巴戟肉（盐水泡）30g，天麦冬各 30g，黄芩 15g，五味子 9g，生杭芍 100g，甘草 30g。1 剂痛止，3 剂服完，其病若失。追访 1 年（即 1984 年 10 月）未见复发。

例二：裴氏，女，55 岁，1984 年 3 月 26 日初诊。病人于 1976 年 10 月，绝经后，突患剧烈右偏头痛，经某医院诊断为“三叉神经痛”。八年来屡用酒精封闭，针灸，服清热息风泻火中药百剂以上皆无效。近 3 年发作频繁，隔 1～2 月发作 1 次。凡外感风寒，过度疲劳，甚至洗脸、刷牙皆可触发。初病时仅下颌支受累，2 年之后延及上颌支，1983 年冬季以来，眼支亦受累，病情日渐严重。就诊当日起床后突然觉有热流从右脚心至腿之内侧，迅如闪电，上攻头面。旋即整个右头部如电击火灼，阵阵剧痛，随之惊叫、嚎哭，查病人脉洪大无伦，舌干红无苔。一诊予引火芍甘汤 3 剂。二诊时，脚底上冲之气得敛，目赤退，耳鸣止，缠绵数月之口舌生疮竟亦全好，发病次数减少，偶有发作，一闪即过。笔者认为，其多年素疾，为火痛入络，宜佐入虫类搜剔更加细辛直入少阴而驱伏风。三诊：上方服 1 剂而痛止。嘱守方再服 3 剂善后。计三诊服药 9 剂，诸症皆愈，追访至今未见复发。

原按 三叉神经痛是一种临床常见病。世医多从“风、火、痰、瘀、虚”论治。本病以虚为本，病机在肾，当从肾论治《素问·五脏生成篇》云：“头痛巅疾，下虚上实，过在足少阴、巨阳，甚则入肾。”纵观近年所治之病人，多肾阳不足、龙雷火亢。祖国医学认为，肾为先天之本，内寄命门真火，为水火之脏。肾中水火共处一宅，水旺则火藏，水亏则火失其制，于是被迫离位上奔，形成火不归源。肝肾同源，肾水既亏，肝失滋荣，必然导致龙雷之火上燔，其治自有别于外风，外火，实火，惟滋真阴，引火归源，佐以柔肝宁络之法为妥。余所用引火汤为傅山先生方加天冬 30g 而成，重用熟地，治疗三叉神经痛，确有覆杯而愈之效。若龙雷之火上奔无制者则加油桂粉 1.5g，蒸烂小米为丸，药前先吞，“引无根之火，降而归肾”（《本草从新》）；若火病入络，须佐虫类搜剔，加止痉散（全虫 12 只，蜈蚣 1～2 条）冲服。脾胃虚弱者易致滑泄，可加炮姜 10g 入煎，可免此弊。［李可. 从肾论治三叉神经痛体会. 中医药研究杂志，1985，(1)：29］

案 2 喘息（肾不纳气，上热下寒）（高飞医案）

某某，男，65 岁。2006 年 10 月 24 日诊。身高体瘦，因肺大泡致多次自发性气胸，肺功能极差，现持续面罩吸氧。喘息，面赤，上半身恶热，多汗，而两下肢畏寒甚，除重裘厚被包裹外，仍需热水袋温之，脚肿如脱，腹胀满，二便不利，脉芤数，舌红苔白。证属肾不纳气，浮阳上越，关门不利。引火汤加味：熟地黄 30g，巴戟天 15g，天冬、麦冬各 15g，山茱萸 15g，茯苓 20g，五味子 5g，砂仁 5g，肉桂 5g，7 剂。药后二便利，足肿消，喘汗敛，面赤退，诸症改善，脉稍任按。［高飞. 引火汤临床应用体会. 山东中医药大学学报，2007，31（6）：483–484］

案3 口糜喉疳（下元虚损，湿毒上壅）（高飞医案）

某某，男，37岁。2006年4月6日诊。系慢性淋巴性白血病病人，化疗后极度虚弱。近日咽喉生疮肿痛，口舌糜烂，声不得出，食水难下，流涎，颜面、前胸红疹。舌淡胖，苔白厚垢腻，脉大无力。此下元虚损，龙火挟湿毒浮游于上，用引火汤合甘露饮：熟地黄30g，巴戟天15g，天冬、麦冬各15g，茯苓15g，五味子6g，肉桂3g，石斛12g，茵陈15g，半夏15g，马勃6g，桔梗15g，木蝴蝶10g，射干10g，甘草10g。2剂效，5剂口糜喉疳得愈。［高飞. 引火汤临床应用体会. 山东中医药大学学报，2007，31（6）：483–484］

案4 牙龈肿痛（元气不足，邪毒结聚）（高飞医案）

某某，男，50岁。2006年11月3日诊。右颌下肿物年余，确诊为“恶性黑色素瘤”。昨起右牙龈肿痛，妨碍张口饮食，自汗恶风，四末欠温。脉弱无力，舌淡，苔白腻。扪之右面颊及颌下肿胀且热。此元气不足，邪毒结聚。引火汤加解毒之品：熟地黄40g，巴戟天15g，天冬、麦冬各15g，茯苓15g，五味子6g，砂仁6g，玄参20g，金银花炭20g，马勃3g，肉桂3g，5剂。药后汗敛，恶风减，牙龈肿痛明显减轻。继服数剂，并另加用中药（川椒12g、细辛6g、青盐30g、硼砂6g、冰片2g）水煎含漱而愈。［高飞. 引火汤临床应用体会. 山东中医药大学学报，2007，31（6）：483–484］

案5 自汗身颤（虚阳外越）（高飞医案）

某某，男，80岁。2006年6月26日诊。因前列腺癌行双侧睾丸切除。近1个月来反复恶寒、心慌、身颤，自汗出，发则欲死，不能自已。睡眠差，脉大无根，舌胖苔白。此阴阳俱虚，虚阳浮越于外。引火汤合生脉散，加芪、附、茱萸服之甚效。［高飞. 引火汤临床应用体会. 山东中医药大学学报，2007，31（6）：483–484］

案6 盗汗（浮阳上越）（高飞医案）

某某，男，66岁。2006年9月4日诊。右肺癌术后骨转移。近1个月来，寝汗如洗，上半身为著，汗出则恶风，喜温覆，口干不喜饮，夜间呓语。手足冷，脉细弦无力，舌淡暗，舌尖红干，苔白润。下元虚馁，浮阳上越。方与上例略同，3 剂汗敛，恶风减，手足始温。[高飞. 引火汤临床应用体会. 山东中医药大学学报，2007，31（6）：483–484]

案 7　口疮（上热下寒）（高飞医案）

某某，女，68 岁。2006 年 8 月 11 日诊。口腔溃疡，舌痛，脘痞夜甚，泄泻，下肢重着，脉细，舌红苔白。心肾不交，上热下寒。引火汤合交泰丸：熟地黄 30g，巴戟天 15g，天冬、麦冬各 15g，茯苓 15g，五味子 6g，砂仁 6g，黄连 6g，肉桂 3g。3 剂愈。[高飞. 引火汤临床应用体会. 山东中医药大学学报，2007，31（6）：483–484]

案 8　眩晕（髓海失养）（高飞医案）

某某，女，75 岁。2007 年 2 月 9 日初诊。发现糖尿病 3 年，口服降糖药效差。近来头晕欲仆，下肢无力，精神疲惫，腰酸，寝汗，脉细，寸浮而尺弱，舌淡胖苔白。下元不足，髓海失养而作眩。引火汤加山茱萸、怀牛膝。7 剂效，14 剂诸症明显好转，精神焕然。

原按　顾名思义，引火汤因其有引火归元之功而命名，原用治阴蛾，举凡下元不足，龙火失藏之口舌牙龈糜烂、生疮、肿毒皆可用之，如案 3、案 4、案 7。所谓下元不足，不仅是肾水不足，更常见为阴阳俱虚。推而演之，凡下虚上盛，下竭上脱，下寒上热等证亦可择便用之。有些情况下，火象虽不明显，但属阳气浮越者亦可应用，如案 2 之肾不纳气、上热下寒，案 5 之自汗，案 6 之盗汗。故该方对浮游之火则引之归元，无火而但见阳气虚浮者则填精固本，亦有收敛之功。笔者还曾以引火汤加味配制丸药，治疗阴虚阳亢之高血压病，亦有较好疗效。

笔者学习李可先生经验，应用本方一般均加用肉桂以引火归元。另喜用砂仁，该药入脾、胃、肾经，一可醒脾调胃，引火下行需赖脾胃为之斡旋；二可下气，引诸药归元。

临床应用时还常加天冬与麦冬同用，取其滋肾力胜。对虚阳浮越乃至阳气欲脱之病患，加山茱萸、生龙骨、生牡蛎，取张锡纯来复汤之法。

引火汤应用指征，除李可先生归纳五条外，所见脉象必按之无力或空虚，或寸浮尺弱，是谓无根之脉，为龙火不藏或虚阳浮越之象；脉形或大或芤，大是散漫之象，芤同无根之义；亦有脉细者，亦按之无力，乃阴阳两虚之象，多见于素体阴虚，阴虚及阳者。此笔者心法，谨供参考。［高飞. 引火汤临床应用体会. 山东中医药大学学报，2007，31（6）：483-484］

案 9　肛周剧痒潮湿（曾辅民医案）

陈某，男，53 岁。肛周剧痒潮湿 1 个月。经治无效，多按湿热治，外擦止痒类药。舌正常，脉弦细弱。思无湿热指征，从脏腑考虑，肺与大肠相表里，但无肺症。病人述近 1 个月心烦，思之，难道是雷火浮游？按此收集，果然心烦，身阵热，发热常在午后或夜间，结合脉象亦符合。予以引火汤试之：熟地 20g，五味 15g，麦冬 12g，西砂仁 20g，茯苓 15g，杭巴戟 30g，玄参 8g，天冬 15g，山萸肉 30g，3 剂。述药后肛周瘙痒、潮湿明显好转。守方！引火汤见于《疡医大全》卷十七。其方有二，分别治咽痛（引雷真君方）及阴虚乳蛾。前者方药：熟地、玄参、茯苓、怀山药、山萸肉、五味、肉桂、白芥子。后者：熟地、麦冬、天冬、茯苓、五味、巴戟。此方临床应用：阴阳俱虚，阴虚致雷火不安于位，浮游于体表，成斑、成疹而痒者，或失眠，咽痛者，总现浮游之火症状。［张存悌，吕海婴. 火神派名家医案选. 辽宁中医杂志，2009，36（3）：455-456］

案 10　面热脱皮（曾辅民医案）

赵某，女，23 岁。面热脱皮。病人面热以两颧为甚，面部脱皮如糠、如屑鳞。心烦而汗出，消瘦、倦怠，舌淡，脉沉弱。此属肝肾不足，龙雷之火上熏而致面热，肺失濡润，津亏失布。此由阳损及阴，相火失潜。熟地、砂仁补肾填精，玄参滋肾且制浮游之火，用肉桂引火归原，二冬润肺滋水，使肺气下降以制金木，茯苓、五味亦收敛肺气。处方：炮姜 20g，炙甘草 20g，木蝴蝶 20g，熟地 24g，西砂仁 20g，玄参 15g，麦冬 15g，天冬 15g，茯苓 15g，五味子 15g，肉桂（后下）4g，3 剂（熟地、砂仁共捣）。

二诊：予引火汤 6 剂，面热消失，皮屑消失，唯面尚燥不润，原方出入：杭巴戟 30g，玄参 10g，天冬 12g，五味 12g，茯苓 12g，肉桂（后下）3g，熟地 24g，木蝴蝶 20g，沉香（冲）3g，西砂仁 15g，3 剂。药后面热、肤燥基本消

失。[张存悌，吕海婴. 火神派名家医案选. 辽宁中医杂志，2009，36（3）：455–456]

案 11　皮肤瘙痒（曾辅民医案）

例一：陈某，女，44 岁。皮肤瘙痒。肤色正常，身阵发热，热则痒，面热则在午后出现。心烦、神倦。脉沉细弱，舌淡。此阳损及阴，阴不抱阳，雷火燔灼，肤失濡养而痒。用引火归原法处之，药后而愈。处方：熟地 24g，西砂仁 20g，天冬 12g，五味子 10g，茯苓 15g，玄参 12g，巴戟 30g，肉桂（后下）5g，炮姜 20g，枣皮 30g，炙甘草 20g，3 剂（熟地、西砂仁共捣）。[张存悌，吕海婴. 火神派名家医案选. 辽宁中医杂志，2009，36（3）：455–456]

例二：邓某，男，86 岁。身痒，阵热，心烦、心慌。舌淡，脉沉细。此肝火（雷火）浮越，心阳不足之证。予引火汤出入加桂枝甘草汤处之，药后证解。处方：熟地 20g，西砂仁 20g，桂枝 30g，炙甘草 15g，玄参 8g，麦冬 8g，五味子 10g，肉桂 3g，枣皮 30g，3 剂（熟地、西砂仁共捣）。[张存悌，吕海婴. 火神派名家医案选. 辽宁中医杂志，2009，36（3）：455–456]

方剂速记歌诀

引火汤用熟地黄，冬苓巴戟五味襄；
阴虚火冲入咽喉，喉闭蛾疮服之康。

茯苓饮 20

【来源】

茯苓饮，源于唐·王焘《外台秘要》。

【组成】

茯苓　人参　白术各三两　枳实二两　橘皮二两半　生姜四两

【用法】

上六味，水六升，煮取一升八合，分温三服，如人行八九里进之。

【功效】

消痰气，令能食。

【主治】

治心胸中有停痰宿水，自吐出水後，心胸间虚，气满，不能食。

【方解】

本方用人参、茯苓、白术补中健脾，橘皮、枳实、生姜理气化痰，共奏“消痰气，令能食”之功，亦补充了痰饮病的调理方法。

【临床应用提要】

本方证要点：本方证是里虚寒太阴证，以胸满、腹胀、心下痞、纳差、小便不利为主证。

胡希恕教授临床喜用此方治疗消化系统疾病，认为本方加半夏则效尤佳，不问其吐水与否，若以心胸满不能食为目的活用于治疗胃炎、胃下垂及溃疡诸病，均有良验。此与旋覆代赭汤均属常用的治胃良方。本方证亦常有嗳气，但病人以嗳气为快，且大便多溏，与旋覆代赭证苦于嗳气不除、大便虚秘者显异。心胸满甚，可酌增橘枳用量，痛剧可加玄胡。本方与半夏泻心汤同治心下痞满，但本方用于里虚寒之太阴病，半夏泻心汤用于上热下寒、半表半里阴证之厥阴病，临证不可不辩。

【临床应用】

案 1　腹胀（冯世纶医案）

周某，男，39 岁，2011 年 3 月 21 日诊。

诉 10 年来腹中胀气，气聚集在腹部生成包块，气向两腋、脊柱、胃、口腔、肛门冲击，气排出则舒服，产气很快，睡觉时气冲也明显，严重影响睡眠，一喝水气就把水顶出来，手脚凉（夏天也凉），肠鸣，乏力，口中和，纳可，无汗，二便可，舌淡苔白，脉细。

辨六经属太阴病，辨方证为茯苓饮加半夏汤方证。

清半夏 15g，党参 10g，枳实 10g，陈皮 30g，茯苓 12g，苍术 15g，生姜 15g。7 剂，水煎服，日 1 剂。病人服完 7 剂后，腹中胀气减，腹部觉松弛，腹中包块减小，气冲感减轻，自觉气往下行，打嗝减少。

按　本案诸症乃胃虚饮停、无力腐熟水谷，胃肠中水谷异常发酵所致，此茯苓饮证。冯老《中国汤液经方》云："本方治心下痞硬、逆满、食欲不振确有验，加半夏、增橘皮量尤良。"方中白术易苍术意在祛湿化饮。陈皮用 30g，清半夏用 15g，是冯老本方中的常用量。

案 2　糜烂性胃炎、胃胀（冯世纶医案）

张某，男，61 岁，2011 年 3 月 15 日诊。

既往有糜烂性胃炎病史 1 年余，近日无明显诱因出现胃胀，不吃食物也胀，按之则舒，无饥饿感，肠鸣，脚汗出，口中和，其他别无所苦，舌淡润稍胖苔白，脉弦小数，左关力度稍大。

辨六经属太阴病，辨方证为茯苓饮加半夏汤方证。

清半夏 15g，党参 10g，枳实 10g，陈皮 30g，茯苓 12g，苍术 15g，生姜 15g。7剂，水煎服，日1剂。服完胃胀稍减，肠鸣减，纳增。

案3 胃脘不适案（冯世纶医案）

李某，男，29岁，2011年3月18日诊。

诉胃脘不适，自觉吃的食物堵在胃中不消化，呃逆、怕吃凉，纳少，体胖，手脚偏凉，口中和，小便可，大便日 1 次半成形，舌淡苔白，左手脉沉弦数，力度可，右手脉沉弱数无力。

辨六经属太阴病，辨方证为茯苓饮加半夏汤方证。

清半夏 15g，党参 10g，枳实 10g，陈皮 30g，茯苓 12g，苍术 10g，生姜 15g。7剂，水煎服，日1剂。服完7剂后呃逆已，手脚凉不明显，后仍以本方加减，病告痊愈。

案4 脘腹疼痛（森田阳一医案）

某某，女性，17岁，学生，食欲不振，胸腹疼痛1年余，曾服各种西药疗效不明显，病情逐渐加重。于1991年11月30日早晨，突感脘腹拘急疼痛，连及胸背，痛势剧烈，犹如刀绞，阵阵发作。腹诊：上腹正中有一圆形膨隆，按之柔软，有振水音，叩诊左胸胁部呈明显的鼓音，心电图正常。X 光检查：食道、胃、十二指肠正常，唯结肠脾曲部大量充气，属于典型的脾曲综合征。给予茯苓饮提取剂，每次6g，每日3次，食前30分钟服用，药后疼痛减轻，4天后所有症状全部消失，食欲恢复正常，以后未再复发。

原按 茯苓饮是《金匮要略·咳嗽病脉证治篇》的附方，由茯苓、人参、白术、枳实、陈皮、生姜组成，是人参汤去甘草和橘枳姜汤的合方，该方治疗食欲不振、心下痞满的使用率仅次于半夏泻心汤。能熟练应用本方对临床十分有益。茯苓饮具有理气化痰、行气除满的功效，可治“气痞”、“水痞”之证。森田阳一认为对下列征候尤为适宜：（1）饥而不能饮食，虽有食欲，但稍食即感腹胀、痞满，腹部食后立即出现明显的膨隆，不久则又感饥饿。（2）以呃逆、嗳气为突出证候。（3）腹部 X 光拍片检查，结肠脾曲处存积大量气体（如脾曲综合征等），胃泡扩大呈瀑布状。[赵新秀，秦龙健. 森田阳一对食欲不振心下痞满证的诊疗特点. 实用中医内科杂志，1994，8（1）：47–48]

方剂速记歌诀

中虚不运聚生痰，枳二参苓术各三；
姜四橘皮二两半，补虚消满此中探。

二加龙骨汤21

【来源】

二加龙骨汤，《小品方》。

【组成】

芍药　生姜各三两　甘草二两　大枣十二枚　龙骨　牡蛎各三两　白薇三分　附子三分

【用法】

上八味，以水七升，煮取三升，分温三服。

【功效】

清散上焦，温补下焦。

【主治】

夫失精家，少腹弦急，阴头寒，目眩（一作目眶痛），发落，脉极虚、芤、迟，为清谷亡血失精。脉得诸芤动微紧，男子失精，女子梦交，桂枝龙骨牡蛎汤主之。

《小品方》云：虚弱浮热汗者，除桂加白薇、附子各三分，故曰二加龙骨汤。

【方解】

桂枝加龙骨牡蛎汤用桂、芍等调阴阳、和营卫，加龙、牡以敛涩精气；又见“虚弱、浮热、汗出”者，乃虚阳浮越所致，故除桂枝加附子，配合龙牡，温肾而敛浮阳，加白薇配合白芍，和阴而清虚热。

【临床应用提要】

易巨荪《集思医案》云：二加龙骨汤除针对下元虚弱外，更有“阳不入阴，火不归源”病机，故伴见浮热、汗出。

唐容川《血证论》云：不寐之证有二，一是心病，一是肝病。认为心藏神，肝藏魂。心病则用仲景黄连阿胶汤为主；而肝病则以二加龙骨汤加五味子、枣仁、阿胶治之。

【临床应用】

案 1　惊汗脏躁（宋孝志医案）

陶某某，女，56 岁，中学讲师。初诊：1992 年 2 月 21 日。主诉：阵发性汗出，烦乱，失眠月余。现病史：因 1 个多月前在其辅导侄儿功课时，侄儿突然晕厥，病人心情紧张，顿时汗出如洗，遂心中烦乱，精神恍惚。服镇静安神药物不能缓解。悲泣欲止不能，心烦乱欲喊，失眠，幻视其侄再次晕厥，阵阵汗出不止，伴心中烘热，四肢无力，不能看数字，否则头目眩晕欲厥。安定医院诊断为“反应性精神病”。服多虑平等镇静药物即嗜睡，药后诸证复发。叙述病情时悲哭不禁。查：神情紧张，恐惧，语言失序，两上肢肌肉润动不已。舌红苔黄津少，脉沉细。证属：卒惊气乱，心阴耗伤，阴阳相去，病为惊汗脏躁。法以滋阴敛汗，潜阳安神。方以二加龙骨汤：白薇 12g，炮附子 9g，生龙骨 15g，煅牡蛎 15g，白芍 12g，炙甘草 9g，生姜 3 片，大枣 6 枚。7 剂。

二诊时汗出发作次数减少，虽心中仍烦乱，但悲泣欲喊之症已平，幻视消失。思之心火虽减，但肝热仍炽，方中加草决明 15g，当归 9g 以养血清肝。7 剂。

三诊，述因家中来客，说话用脑较多，发作汗出濈濈，心中懊恼，脉弦细。上方去附子、生姜以防心阳独亢。加杏仁 6g，茯苓 12g，以清旷胸阳。7 剂。四诊时病人言和气爽，诸症均平，唯夜寐多梦。方中加枣仁 15g，山楂 12g，以养血安神定志。7剂。五诊已恢复为其侄儿辅导功课。

原按 病人因惊气乱，损伤心气，汗随气泄，汗为心之液，汗出无度，心阴耗损，阴伤而生内热，热扰胸中；肝阴不足，阳越于上，扰乱神明而发脏躁。《金匮要略》云："虚弱浮热，汗出者"当以二加龙骨汤。方中白薇清虚热，兼以滋阴，白芍养阴柔肝；炮附子固护心阳，以防汗出伤阳，芍药、甘草酸甘化阴，以敛心气；牡蛎、龙骨滋阴清热，敛汗镇摄；大枣滋脾生津；姜枣相合，调合营卫。诸药合用，共奏滋阴敛汗，调合营卫之效。[王玉芬，刘晓北. 宋孝志运用经方治验3则. 中国农村医学，1992，(11)：49-50]

案2 早泄（冯世纶医案）

某某，男，31岁。2011年7月12日初诊：早泄半年余，伴心慌、肢冷。曾服用抗抑郁药及中成药等均未见明显疗效。刻下：早泄，房事不到1分钟，抽动不到10次，甚至临门即射，心慌，下肢冷，善太息，口干，汗出多，大便溏，日行1次，舌暗，苔白，脉细弦数。西医诊断：早泄。中医诊断：早泄，证属津伤浮阳不敛。本案辨六经属太阳、太阴、阳明合病，辨方证属二加龙骨汤加苍术、茯苓、生薏苡仁方证。处方：桂枝10g，白芍10g，白薇12g，生龙骨、生牡蛎各15g，苍术15g，川附片15g，生姜3片，大枣4枚，炙甘草6g，茯苓12g，生薏苡仁18g。7剂。

7月20日复诊：性功能改善，房事可坚持2～3分钟，心慌减轻，上周遗精2次，汗出多，尤其晚上汗出多，胃脘胀痛，怕冷，口中和，舌暗，苔白，脉细。原方川附片加量至20g，另加金樱子10g，7剂。

7月28日三诊：心慌气短消失，精神好转，性生活进一步改善，时间可达5～6分钟，余症消失。舌淡，苔白腻，脉弦细。上方7剂，巩固治疗。

原按 二加龙骨汤见于《金匮要略·血痹虚劳病》："夫失精家，小腹弦急，阴头寒，目眩发落，脉极虚芤迟，为清谷、亡血、失精……桂枝龙骨牡蛎汤主之。"《小品》云："虚弱浮热汗出者，除桂加白薇、附子名曰二加龙骨汤。"冯老师常用本方加桂枝治疗男性病。先生在《解读张仲景医学》一书提到："失精、梦交，多由情欲妄动，神志不宁，因生梦幻所致。其病也基于汗出津伤、荣卫不和。龙牡之用，不只为固精，还重在敛神定志而止胸腹动悸，合用桂枝汤调营卫和气血，本方是该证的正治。《小品》云“虚弱浮热汗出者，除桂加白薇、附子，名曰二加龙骨汤”，是该证的变治，用此二方适证加减，确有奇效。早泄、遗精均为津伤浮阳不敛所致，故治理相通。本案另加苍术、茯苓、生薏苡仁为去太阴寒湿。二诊加重川附片，重在温阳，另加金樱子固精。方证相对，故疗效卓著。[谢作钢. 冯世纶教授从六经论治男科病经验. 中国中医药杂志，2012，37（10）：2571–2573]

案 3　发热（苏希卿医案）

1964 年治一男性曾某之发热证。持续发热 3 个多月，经中西医用多法治疗热始终不退，体温在 38℃左右。苏老诊其脉虽大，但虚浮，面热色赤浮现于外，口渴不欲多饮，且喜热茶，兼有自汗烦躁。诊为真阳亏损，虚热浮外之证。非白虎、当归补血、青蒿鳖甲、桂枝汤等可治。进《小品》二加龙骨汤（龙骨、附子、白芍、炙甘草、白薇、牡蛎、生姜、大枣）。1 剂热减躁宁。继予 3 剂，诸恙悉平。可见辨证论治贵在于精。精则易中肯綮，能愈缠绵之疾。[苏伟庭. 苏希卿老中医学术经验概述. 辽宁中医杂志，1983，（2）：17–19]

案 4　失眠（易巨荪医案）

同邑李次帆茂才，亦同窗。夜不得睡，心烦汗出，饮食无味，形穷憔悴。予初拟酸枣仁汤，从肝着眼，以人寤则魂寓诸目，寐则魂归诸肝也。不瘥。改用饮阳入阴法。用二加龙骨汤，五服痊愈。以昼为阳，夜为阴也。[胡正刚. 近代岭南伤寒名家易巨荪二加龙骨汤运用验案. 中医文献杂志，2011（5）：44]

案 5　背冷（易巨荪医案）

顺德何某，（厉）省瑞和祥患疟疾，过服攻伐，二月余不愈，胃口日损，形容憔悴，六脉微弱。每日午后先由背冷，旋而遍体毛窍洞开，寒冻异常，少顷乃热，汗出即退。夫背为阳中之阳，背寒已有阳虚之兆。仲师有附子汤治背恶寒法，因思此症有热，附子汤未尽中肯，改用二加龙骨汤，三服痊愈。此责之少阴也。[胡正刚. 近代岭南伤寒名家易巨荪二加龙骨汤运用验案，中医文献杂志. 2011（5）：44]

案 6　杂病善后（易巨荪医案）

甲午十月，从堂弟庆铜，患伤寒，往来寒热，头痛腰痛，口苦渴。其意以为房痨伤寒，生食草药二服，触发平日痰喘咳，气逆不得卧，寒热仍在，予拟小青龙汤，以能驱外邪而治内也。喘咳已平，唯午后微有寒热，汗出即退，无头痛口渴诸证，予曰："此乃假热，宜导之归源。"二加龙骨汤，一服即退。越数日，又复见寒热，再投二加龙骨汤，不瘥，热益甚。谛思良久，乃悟曰："此症初起往来寒热，病在少阳，今寒热退而复发者，是少阳之枢欲出而不能出也，宜助其枢。"拟柴桂合汤去黄芩，重用防风，党参，加生北芪五钱，一服寒热退去，唯夜间仍有汗，再投二加龙骨汤二剂收功。

原按　此案对病人病情发展及变换用方记录详细，其中三投二加龙骨汤，细思量着实微妙，但易氏把握病机甚为清楚，始终不离"引阴入阳，导火归源"，二加龙骨汤以白薇配附子，龙骨配牡蛎为两组主药，取附子温导浮阳，守而不走，白薇从阴中泄热。寒热互用，导火泄热，不治阴虚而阴自安，配以龙骨、牡蛎镇潜摄纳，咸降益阴，合为用阳和阴之法。这种在诸多杂病善后中治疗虚热汗出的方法给后学很大启迪。而不仅仅是小柴胡汤、酸枣仁汤、竹叶石膏汤等。[胡正刚. 近代岭南伤寒名家易巨荪二加龙骨汤运用验案. 中医文献杂志，2011（5）：44]

方剂速记歌诀

二加龙骨牡蛎汤，薇附芍甘枣姜成；
虚羸浮热盗汗出，目眩发落梦失精。

风引汤 22

【来源】

风引汤，源于东汉·张仲景《金匮要略·中风历节病脉证并治第五》。

【组成】

大黄　干姜　龙骨各四两　桂枝三两　甘草　牡蛎各二两　寒水石　滑石　赤石脂　白石脂　紫石英　石膏各六两

【用法】

上十二味，杵，粗筛，以韦囊盛之。取三指撮，井花水三升，煮三沸，温服一升。

【功效】

除热瘫痫（重镇潜阳，清热息风）。

【主治】

治大人风引，少小惊痫瘛疭，日数十发，医所不疗，除热方。巢元方云：脚气宜风引汤。

【方解】

方中以龙骨潜镇安神，牡蛎潜志敛神，桂枝通阳气，甘草缓急迫，四药相合，先安心肾为主药。内风发动必挟肝木之势侮其脾土，脾气不行，则湿停液聚，又受风火相煽而湿热生痰，可致风痰上犯之证，故又以大黄荡涤湿热风火之邪，活血祛瘀，推陈致新，以杜痰火阻塞之源，为辅药。又取干姜温脾燥湿，并防寒药伤中；赤、白石脂燥湿健脾；滑石利湿健脾，石膏清肺以制肝，为佐药。重用寒水石之寒，以壮肾水制火之阴气，紫石英之甘温以镇补已虚之心神，为使药。诸药相配，使五脏得安，故上述诸症皆能主之。

【临床应用提要】

焦树德教授自60年代起常用此方治疗血压高、体盛便秘、头昏欲作中风者，可以起到预防中风的作用，也用于治疗脑血管病（中风）后遗半身不遂，并能预防“复中”（第 2 次或第 3 次中风），均起到了理想的效果。其经验方：大黄、干姜、龙骨各 60g，桂枝 45g，甘草、牡蛎各 30g，寒水石、滑石、赤石脂、白石脂、紫石英、石膏各 90g，上药共为粗末，每次用 4～6g，以水 2 小杯煎煮 3～4 沸，去渣，分 2 次温服。大便干燥者，可稍加量。大便溏泄者，可稍减量，或 1 日服 1 次，灵活掌握。[焦树德经验方——风引汤. 中国中医药现代远程教育，2013，11（12）：13]

【临床应用】

案 1　癫痫（何任医案）

朱某，男，36 岁，1981 年 11 月 6 日来诊。癫痫已久，每周发作 2～3 次。发作时神志不清，痰鸣，手足搐动，片刻而苏，影响工作。苔厚，脉弦，宜平痫为主。本例用方系《金匮要略》风引汤，除减白石脂加石菖蒲外，余均照原方。方药组成：紫石英 18g，寒水石 18g，滑石 18g，赤石脂 18g，生石膏 18g，大黄 9g，干姜 9g，龙骨 18g，桂枝 9g，牡蛎 12g，石菖蒲 9g，甘草 12g。上药各研粗末，和匀再研，贮藏。每晚临睡时吞服 6g（或煎服，量略多）。服药未尽，癫痫旬余未作，病者家属欣喜不已，又续配进服。

原按　《金匮要略》风引汤以“除热瘫痫”为主治，故用重镇之品，清热亦较峻猛，且配干姜、桂枝稍加制约，然每服量并不重，故临床上少见不良反应。用治癫痫可使癫痫之发作间隔延长。关于本方之主治，原文虽为“除热瘫痫”，但古代医家亦有认为其义未能明允。《本草纲目》“除热癫痫”，改“瘫”为“癫”，验之临床，颇能相得。[何任. 金匮方临床医案. 中医学报，2012，27（5）：559-560]

案2　中风偏瘫（黄竹斋医案）

冯某，女，17岁，北京市人。患痉挛性右半身不遂病近一年，于1956年6月12日初次门诊。检查病人右臂不能举，肘屈腕挛，手指拳曲如钩，不能伸展，下肢强直，脚踝挛急，行走不便，两手脉弦细，诊断为痉挛性半身不遂，初期偏枯病。针肩髃、肩窌、曲池、阳溪、合谷、后溪、风市、阳陵泉、解溪、丘墟、内庭等穴，共针19次；服小续命汤，每日1剂，分2次服，共27剂；防风汤5剂。手能上举至头，但手腕拘急，掌指拳曲，须用左手力擎才能伸屈，而放手随曲如故。改服风引汤散，每剂5钱，水煎服，日2次，共服20剂而手腕舒展恢复正常。至11月20日停诊。

原按　“风引汤”出自通行本《金匮要略·中风历节病脉证并治第五》中。原方由大黄、干姜、龙骨各四两，桂枝三两，甘草、牡蛎各二两，滑石、寒水石、赤石脂、白石脂、紫石英、石膏各六两，共十二味组成。主治风热瘫痫，大人风引，小儿惊痫、瘈疭等证。黄氏认为，所谓“风引”，指中风而牵引，即指瘈疭，也就是类似瘫痫的病。刘河间治夏时中暑的“天水散”，由滑石、甘草、辰砂组成，即从此方化出。（语见先生手著《伤寒杂病论会通》一书）。据笔者查考，巢氏《诸病源候论》，王焘《外台秘要》，孙思邈《千金要方》以及《中风斠诠》等书，均有关于运用此方治疗脚气、风痫等病的记载。因其清热重镇，舒缓筋脉之效似甚卓著，故录之以供参考。[苏礼. 黄竹斋运用经方医案选评. 陕西中医，1988，9（3）：97]

案3　腰脊酸楚（殷品之医案）

萧某某，男，33岁。一诊：腰脊酸楚，犹如火灼，有时走窜周身四肢。当其走窜他处时，腰背灼痛减轻，舌红而鲜艳，脉浮滑而数。病延13年，此系络脉空虚，风火为患，治以养血镇肝清热。拟《金匮》风引汤出入：大生地、京元参各12g，左牡蛎30g，花龙骨、灵磁石、寒水石、赤白石脂各15g，紫石英10g，大白芍、全当归、炒黄芩各 9g，生石膏 20g，生甘草 3g。3 剂。

二诊：服药后，诸症缓解，颇欲睡眠，佳象也。脉弦数，舌尚红，药既中肯，再予前法续进：大生地 24g，左牡蛎、生石膏各 30g，花龙骨、灵磁石、寒水石、紫石英、赤白石脂各 15g，川桂枝（后入）、粉甘草各 3g，炒黄芩、炒白芍、净萸肉、野百合各 9g。3 剂。

三诊：投养血镇肝清火之剂，走窜灼热之势已轻。肝为藏血之脏，阴血不足，则风火走窜，非镇肝不足以遏其走窜之势，非养血不足以填其络脉之虚，非清火不足以息其灼热之焰。再予前法续进：生地黄、花龙骨、全当归、赤白石脂各 12g，炒黄芩、炒赤芍、滁菊花各 9g，生石膏、左牡蛎各 30g，寒水石、紫石英、灵磁石各 15g，川桂枝 3g。3 剂。

四诊：以往遗泄后，周身走窜甚剧，腰部灼热酸楚亦增。前昨二日遗泄，未见周身窜动，腰部灼热酸楚亦不若前甚，仍予镇肝息风、养血清热：大生地、石决明各 18g，生石膏 24g，牡蛎 30g，花龙骨、赤白石脂、紫白石英各 15g，粉丹皮、炒黄芩、朱茯苓、滁菊花、大麦冬各 9g。5 剂。上方迭进十数剂，风火已息，诸症俱消。由于腰脊酸楚曾因跌扑所致，以后各诊用祛瘀通络为主，而获全功。殷师曾云："风引"，意即中风抽掣牵引之谓，后世亦称"搐搦"、"痉挛"，多由肝阳暴亢化风所致。本方重在清热潜镇，收敛浮阳，实开后世治中风用潜镇之先河。后世王孟英、张伯龙、张山雷诸氏，对中风属于内热生风，气火上升之病，恒常用潜镇与滋填并进，实导源于本方。该病员虽证非中风，而由火热盛，肝风内动所致，与内风病机，实相一致，故可借本方加减治之。即癫痫一类的疾病，亦均可加减运用而有所获效。[殷品之.《金匮》风引汤治验体会.50]

案 4　狂证（罗继光医案）

胡某，女，28 岁。胡与其夫关系不甚融洽，渐致食少，不寐，久则语言错乱，喜怒无常，在当地经多方求治，用利气豁痰、清心开窍、涌吐痰涎等法及西医药治疗近 3 月，均无效。后送至某精神病院治疗月余而好转。但返家不久又复发，常越壁而逃，昼夜不归，不食，如是荏苒已半年。家人将其缚于室，延罗往诊。症见哭笑无常，面红目赤，言语善恶不避亲疏，若卧则拥被，蒙头裹面，有濇濇恶寒之状，抚其身则冰凉，大便数日 1 行，状如羊屎，小便黄而短少。视其所服之方，凡治癫狂痫病之剂，几乎尝遍。此乃肝郁气逆，化火乘心，心神被迫，诞妄由此而生，且常离家外宿，饱经风露，故欲愈此者，必安内攘外，表里同治，风引汤是其对证效方也。处方：桂枝 10g，干姜 10g，大黄（后下）10g，龙骨（打碎）16g，紫石英（打碎）10g，牡蛎（打碎）25g，滑石 32g，寒水石 12g，蒺藜 10g，赤石脂 12g。水煎送服琥珀 10g，2 日 1 剂。

二诊：服上方 1 剂后，便溺遍床，狂作时间短而间隔时间长，神志略清，大便溏泄，两目微红，舌绛、苔黄燥，六脉弦数。既已见效，于前方加香附 10g，郁金（打碎）10g，生麦芽 15g。嘱其再服 4 剂，以观动静。

三诊：服上方 4 剂后，便反不溏，每日 1 行，神志清醒如常人。又先后投以安神定志丸、归脾汤加减调理月余而康复。以后随访 3 年未见复发。[罗常均，夏爵秀. 罗继光临床验案评析. 中国医药学报，1993，8（4）：40]

案 5　瘫痫（赵锡武医案）

余一乡间，卒染中风，半身不遂，知觉亦失，虽药饵调摄，仅能扶拐蹒跚而行，胳臂终不为其所用。一次余往探望，彼送余出门道别之际，卒然仆倒在地，旋即抽搐大作，那废异失用之臂亦强直搐搦。俟其神识得慧，其胳膊依然如故。此后，余又曾见类似发作多次。可见仲景以“瘫痫”二字命名斯疾，诚属一绝妙的传神之笔。所谓“瘫痫”者，正是其病又瘫又痫之谓也。

风引汤之命名，亦良有深意。喻嘉言谓《金匮》篇中“有正气引邪，涡僻不遂等语，故立方即以‘风引’，名之”（《医门法律卷三·中风门》）。其证治病机，喻氏认为，“厥阴风木与少阳相火同居，火发必风生，风生必挟木势侮其脾土，故脾气不行，聚液成痰，流注四末，因成瘫痪”；“瘫痪者，以风火挟痰注于四肢故也。观《金匮》此方，可见非退火则风必不息，非填窍则风复生，风火一炽，则五神无主”（同上），是以风火复燃，则阳动而为痫。喻氏对风引汤药物配伍关系之分析，也颇精当，可资临证揣摩。因此余又将其主治范围推而广之，用以治疗脑震荡后遗症、癫痫等病符合本方证治病机者。由此可见，古人之说不可轻率否定，只有经过实践方能识妙通玄。[朱邦贤，周安方，陈士奎，等整理. 赵锡武医

话选. 广西中医药，1980，(4)：26-27]

方剂速记歌诀

四两大黄二牡甘，龙姜四两桂枝三；

滑寒赤白紫膏六，瘫痫诸风个中探。

八味大发散 23

【来源】

八味大发散源于《眼科奇书》，为明清时代之作，撰人未明。该书所提出的“外障属寒，内障属气”的眼病病理学说，立论新颖，是对前代眼科理论的补充和发展。书中将八味大发散一方作为治疗外障眼病的首选方剂，用于治疗红赤肿痛、羞明流泪等的多种外障眼病。

【组成】

麻黄绒一两或二两　蔓荆一两　藁本一两　北辛五钱或一两（叶要去净）　老姜一斤或用八两（连皮捣碎为引）　羌活一两　北防风一两　白芷梢二两　川芎一两

【用法】

水煎温服。

【功效】

散寒驱风，除湿退翳。

【主治】

凡一切男女大小，外障眼病，用四味大发散或八味大发散发散，看症加减。初起服一剂或两剂，将陈寒散净，即可痊愈，永不再发。

加减法：如有白云遮睛，加大蛇蜕一二条（酒洗），蝉蜕一两（去翅足），白蔻壳一两（姜汁炒）。此三味皆散云退翳之药。外务用眼药点之。如热泪多，重加蔓荆一二两；或泪冷，加北味二两，打碎。然冷泪乃是内障眼病，须审明以此五味为主。

如白珠上红筋不去，加桑白皮一把，用刀刮去粗皮。如红筋去净，此味不用，以其大泻肺气也。如眼珠夜间胀痛不安，加肥玄参一两，汉防己一两；或又加炒香附一两，夏枯草一两。如生胬肉，加白芷梢一二两。

如两太阳经胀痛，加明麻一两（姜汁炒），净藁本一两或二两。如眼痒加全蝎一两（酒洗），僵虫一两（姜汁炒）。蟹睛亦加此二味。如大眼角红，乃是大肠之火，加熟大黄五钱或一两，用碗泡水服，熟大黄用酒炒。如小眼角红，乃是小肠之火，加怀木通一两，车前仁一两。

如舌上白苔，是寒邪，黄苔是陈寒，重加麻黄二两或三四两，附子一两或三四两，杏仁霜一两。

【方解】

风寒侵袭，则阳气被阴气遏郁，寒凝为翳；或虽感热毒之邪，但因过服寒凉之品，导致阳败阴伏之候，血脉阻滞，邪气内陷，残翳难消，这种情况非温散之法则病不愈。本方集大量辛温发散药物，攻逐外邪，散发郁热，以达祛邪复正、目疾乃愈的目的。其中以散寒驱风之峻品麻黄为主，辅以藁本、白芷、川芎，散三阳之风寒湿邪，且兼逐痹止痛，胜湿消肿；蔓荆、防风、细辛搜刮三阴之风寒湿邪，祛痰通窍，明目止痛。其中川芎一味既能行血以息风，又可窜通经络，俾六经之邪尽散，而目疾红肿、痛痒诸症自消。

【临床应用提要】

殷伯伦教授常用此方治疗眼科疾病，积累了丰富经验。

寒翳等临床特点为：眼部的翳色深沉，白睛暗赤，紫胀且有畏冷、头痛、身痛（以肢节痛为主），口干不欲食，舌苔白薄，脉沉或紧等症。

聚星障为黑睛病变，临床多治用祛风清热，泻肝解毒之剂，但殷伯伦教授认为黑睛翳障亦宜分辨寒热，切忌滥用寒凉。寒凉太过不仅伤脾败胃，影响生发之机，而且可致寒凝冰伏，翳定难退。凡风寒犯目之新翳，或邪退翳定之宿翳，均可用八味大发散温散退翳。[洪亮，殷纳新. 殷伯伦眼科治验举隅. 江西中医药，1994，25

（6）：9–10］

即使是火热目疾，殷伯伦教授在寒凉泻火的同时，亦常佐用温药。如对肝火上炎所致之聚星障、花翳白陷、混睛障，除主用龙胆草、黄芩、栀子等清肝泻火外，常佐以羌活、防风祛风退翳。对于肝胆火炽，风火攻目所致之绿风内障，除主用凉肝息风，清泻肝胆之品外，常佐以细辛搜风通络止痛。在大量寒剂中，佐以少量温药，一方面可防止寒凉太过，损伤脾胃；另方面可增强散邪退翳止痛之功。［洪亮，殷纳新. 殷伯伦眼科用药特色. 江西中医药，1994，25（S2）：92］

【临床应用】

案 1　病毒性角膜炎（殷伯伦医案）

陈某，男，34 岁。1993 年 3 月 5 日就诊。双眼沙涩疼痛，畏光流泪。视力减退 2 月余。曾在某院诊断为“点状角膜炎”，点用无环鸟苷、病毒灵、病毒唑等眼药水，目症未能控制，视力减退加剧。现双眼赤涩畏光，视物欠清，口不渴，小便清利。舌淡红苔薄白，脉浮弦。眼科检查：视力右 0.4，左 0.3。双眼混合充血++，角膜面弥漫性点状混浊，FL（角膜荧光染色）（+）。眼后段窥视欠清。诊断：双眼聚星障（病毒性角膜炎）。辨证：风寒犯目，翳凝黑睛。治法：祛风散寒，退翳明目。方用八味大发散：生麻黄、羌活、防风、白芷、蔓荆子、藁本各 10g，细辛 3g，生姜 3 片，大枣 4 枚。服药 3 剂，双眼赤涩畏光减轻，视力增至 0.6。续服 7 剂，双眼红赤消退，视力增至 1.5。角膜清亮，FL（–）。

原按　聚星障为黑晴病变，临床多治用祛风清热，泻肝解毒之剂，但殷师认为黑睛翳障亦宜分辨寒热，切忌滥用寒凉。寒凉太过不仅伤脾败胃，影响生发之机，而且可致寒凝冰伏，翳定难退。凡风寒犯目之新翳，或邪退翳定之宿翳，均可用八味大发散温散退翳。［洪亮，殷纳新. 殷伯伦眼科治验举隅. 江西中医药，1994，25（6）：9–10］

案 2　边缘性角膜溃疡（殷伯伦医案）

某某，男，36 岁，1997 年 10 月就诊。左眼赤涩疼痛、畏光、流泪 2 月余，曾在某医院用抗生素、抗病毒眼药水无明显效果。现左眼仍有刺激症状，舌淡、苔薄白，脉浮。眼科检查：两眼视力 1.2，左眼 3～12 点位置角膜边缘浸润并凹陷，局限性睫状充血（+），余检查无特殊。诊断：左眼边缘性角膜溃疡。辨证：风寒犯目，翳凝黑睛。治法：祛风散寒，退翳明目。方用八味大发散加减：麻黄 10g，羌活 10g，防风 10g，白芷 10g，蔓荆子 10g，藁本 10g，细辛 10g，柴胡 10g，黄芩 10g。服药 3 剂，左眼睫状充血消退，续服 4 剂，左眼赤涩畏光减轻，两眼视力 1.2，角膜边缘溃疡平复。

原按 黑睛翳障属风寒犯目之新翳或邪退翳定之宿翳，或以寒凉太过，寒凝冰伏，翳定难退者，均可使用八味大发散，其可辛温发散退翳，并注重局部辨证，翳生于颞侧边缘，赤脉由外走内病于少阳，故于上方加柴胡、黄芩为使。［高东霞，殷纳新，高小翌．殷伯伦临证治验举隅．江西中医药，1999，30（4）：3］

案 3　急性结膜炎（王杰明医案）

王某，女性，17 岁，2009 年 12 月 23 日就诊。双眼发红 4 天，疼痛刺痒，羞明难睁，晨起多眵胶黏，伴头痛鼻塞，时寒时热，全身不适，已服清热中药，滴消炎眼药效果不显，舌红，苔薄白腻，脉浮紧。诊断为急性结膜炎，证属风寒外束，肺胃郁热，治宜祛风散寒，通玄泄热，八味大发散加减：麻黄 10g，细辛 10g，蔓荆子 10g，羌活 10g，白芷 10g，川芎 10g，野菊花 10g，连翘 12g。水煎服，日服 1 剂。3 剂后目赤消退，诸症俱除。［江玉，江花，王倩，等．王明杰教授开通玄府治疗外眼病的经验．中华中医药杂志，2014，29（1）：169］

案 4　目痒（廖品正医案）

成都某女，27 岁，目痒难忍 6 年余，久治不愈。初诊时检查眼部无明显异常，纳眠可，二便调，舌淡苔薄脉细，全身无证可辨。廖老认为该病人目痒久治不愈，滴用各种消炎滴眼液日久，局部炎症表现已不明显，且内服清热疏风中药时间较长，全身已无热象可寻，此种顽痒以风邪为重，治疗宜予辛温发散，祛风止痒为主，另外风邪致痒，久治不效者，已伤血分，亦当采用“治风先治血，血行风自灭”的治疗方法。处方使用八味大发散加四物汤祛风散寒，养血通络。初以 5 剂，明显好转，守方 1 个月病人眼症基本消失。［李翔，周春阳，叶河江，等．廖品正教授治疗目痒经验．中国中医眼科杂志，2011，21（3）：158］

方剂速记歌诀

麻黄川芎藁蔓荆，细辛白芷羌防风；
八味大发散风寒，外障寒翳病可清。

草果知母汤 24

【来源】

草果知母汤出自吴鞠通《温病条辨·卷二·湿温》。

【组成】

草果一钱五分　知母二钱　半夏三钱　厚朴二钱　黄芩一钱五分　乌梅一钱五分　天花粉一钱五分　姜汁五匙（冲）

【用法】

水五杯，煮取二杯，分二次温服。

【功效】

燥湿温中，清热除痰。

【主治】

背寒，胸中痞结，疟来日晏，邪渐入阴。

【方解】

草果温太阴独胜之寒，知母泻阳明独胜之热，浓朴佐草果泻中焦之湿蕴，合姜汁、半夏而开痞结，花粉佐知母而生津退热；脾胃兼病，最畏木克，乌梅、黄芩清热而和肝；疟来日晏，邪欲入阴，其所以升之使出者，全赖草果（俗以乌梅、五味等酸敛，是知其一，莫知其他也。酸味秉厥阴之气，居五味之首，与辛味合用，开发阳气最速，观小青龙汤自知）。

【临床应用提要】

王洪图教授常用此方治疗癫痫等神志疾病。王老认为脾胃位居中焦，主运化，兼为一身气机之枢纽。若脾胃运化功能失常，痰浊内停，或气机失调，升降失常，常常导致五脏气机运行失常，进而影响五脏所藏之神，发生相应的病变，因此，脾胃在五脏之中，对神志病的发生与否具有独特的意义，从脾胃入手可治疗诸多神志疾病。草果知母汤从脾胃入手，以恢复脾胃气机转枢功能为要旨，是调畅脾胃气机的代表方剂，擅长治疗因脾胃气机不利、痰浊壅塞所致的癫痫。

【临床应用】

案 1　疟疾（叶天士医案）

吴　背寒，疟来渐晏，邪有入阴之意，此伏邪不肯解散，都因久积烦劳，未病先虚也。饮水少腹如坠，脘中痞结不舒，中焦屡受邪迫，阳气先已馁弱，议两和太阴阳明法。

草果　知母　半夏　浓朴　姜汁　乌梅　黄芩　花粉

又　进两和阴阳，寒热已止，诊脉右濡。明是气衰。宜和胃生津，使余邪不攻自解。

人参　知母　炙鳖甲　生白芍　乌梅肉　大麦仁　炒丹皮

又　脉左数，舌绛暮渴。

炒麦冬　人参　首乌　白芍　丹皮　茯神

另更衣丸二钱［叶天士. 临证指南医案. 北京：华夏出版社. 1995：334］

案 2　癫痫（王洪图医案）

关某，女，12 岁，1990 年 2 月 14 日诊。病人于 1989 年 5 月，突然发生手足抽搐、两眼上翻、神志昏迷、面色发青，喉中痰鸣。7 个月前发作一次，经某医院作脑电图检查：轻度异常，诊为癫痫，给予鲁米那口服。服药至今未再发作。但有心烦急躁，入睡困难，卧床后需要 1 小时左右才能入眠。入睡后不断吞咽口涎，咚咚作响，家长惧其“被呛死”，要求中医药治疗。就诊时患儿坐立不宁，脉象弦，舌质红，舌苔薄黄，大便调。证属脾热，兼夹痰浊，治以清热化痰。

生大黄 1g　厚朴 6g　炒枳实 6g　炒栀子 8g　黄芩 10g　花槟榔 6g　赤芍药 8g　知母 8g　草果仁 8g　石菖蒲 12g　丹参 12g　生龙骨 15g　生牡蛎 15g。6 剂，水煎服，每日 1 剂。忌辛辣油腻饮食。

2 月 28 日二诊：服药后心烦气躁明显减轻，入睡较快。卧床 10 分钟便入眠，眠后吞咽口水已除。上方去龙骨、牡蛎，再进 6 剂以善其后。［翟双庆，王长宇. 王洪图内经临证发挥. 北京：人民卫生出版社. 2006：206］

方剂速记歌诀

草果知母夏朴乌，黄芩花粉姜汁入；
虐来日晏渐入阴，亦治癫痫痰浊阻。

清空膏 25

【来源】

清空膏载于《兰室秘藏·卷中·头痛门》。

【组成】

川芎五钱　柴胡七钱　黄连（炒）　防风（去芦）　羌活以上各一两　炙甘草一两五钱　细挺子黄芩三两（去皮，锉，一半酒制，一半炒）

【用法】

上为细末，每服二钱，于盏内入茶少许，汤调如膏，抹在口内，少用白汤送下，临卧。

【功效】

祛风除湿，清热止痛。

【主治】

治偏正头痛年深不愈者，善疗风湿热上壅损目，及脑痛不止。

加减法：如苦头痛，每服加细辛二分；如太阴脉缓有痰，名曰痰厥头痛，减羌活、防风、川芎、甘草，加半夏一两五钱；如偏正头痛，服之不愈，减羌活、防风、川芎一半，加柴胡一倍；如发热恶热而渴，此阳明头痛，只与白虎汤加好吴白芷。遇气虚体弱者，川芎用小量，以免香燥走窜引起眩晕之弊。

【方解】

头为六阳之会，其象为天，清空之位也，风寒湿热干之，则浊阴上壅而作痛。川芎为血中气药，入厥阴，为通阴阳血气之使，《丹溪心法·头痛》云：“头痛须用川芎，如不愈各加引经药”，主治一切头痛；羌活、防风主治太阳头痛，柴胡主治少阳头痛，四药皆清轻上升，合用则祛风除湿；黄芩、黄连清热除湿，与上三味升散药同用，即可上达巅顶发挥药性；甘草和中，能调上述苦寒与辛温两类药性，故临证使用于湿证或挟湿之头痛，效果较佳。

【临床应用提要】

俞长荣教授临床喜用清空膏治风湿热上壅头目，偏正头痛，年久不愈者。本方的适应证很清楚，病因是风湿热上壅，病位不拘偏正头痛乃至巅顶、眉棱骨疼痛，病程较长。临床实际应用上，病位、病程好掌握，而病因就比较抽象，没有特殊的症状、体征可作辨证指标。我的体会，许多头痛都与风有关。高巅之上唯风可到，故古方多用风药。这只能说是前人的共识，就本方证的“风”而论，还没有发现特殊规律。《张氏医通》说：“湿热头风，遇风即发……清空膏，不拘偏正并用。”这里的“遇风即发”似乎可作为风的辨证依据，但临床所接触的病例中，具有此现象的不多，病人既无外感恶风症状，也很少见到抽掣、拘急或疼痛游移不定情况。湿也是头痛原因之一。湿为阴邪，其性重浊，壅滞气血经络所以作痛。但本方证的湿与单纯的湿所致的头痛不尽相同，后者常兼有头重如裹、阴天即发、身体困倦、舌苔厚腻，而本方证则少有此现象。因此我认为，这里的风与湿，只能以理度之。唯有热可作为辨证要点。热，这里有两重含义：一是病久，风能化火，湿可化热；二是病人有热的体征，尤其是脉与舌象的表现，脉多弦或细弦数，舌红或偏红，苔薄黄。[俞长荣. 清空膏治头痛. 贵阳中医学院学报，1995，(1)：25]

【临床应用】

案1　头风（俞长荣医案）

肖某某，女，33岁。1994年11月5日初诊：四五年来每于经期或感冒后即发生头痛，偏左或右不定，连及颈背板强，剧痛时甚至呕吐，短气，畏寒。脉虚细，舌质淡红苔薄白。病人平素体质较虚弱，外感风寒湿，日久化热，方拟清空膏加味：羌活 10g，防风 6g，北柴胡 10g，黄芩 10g，黄连 6g，川芎 6g，白芍 10g，钩藤 15g，葛根 12g，甘草 5g。1995 年 1 月 7 日复诊：上方服 5 剂，头痛显减，经期基本未发作。脉舌同前。仍照上方（白芍改赤芍）续服 5 剂。至 1995 年 5 月 10 日询知，自治疗后头痛缓解，唯近日复发，仍以清空膏为基本方治疗。

原按 清空膏系李东垣方，治头风风湿热上壅，遇风即发者。根据俞老临床经验，对头风尤其是长期反复发作者，用清空膏多有效果。盖“头为六阳之会，乃清空之位也，风寒湿热干之，则浊阴上壅而作痛矣。”《成方切用》是以本方临床应用机会较多，故名清空膏。他应用本方的特点，是抓住风湿热上壅这一病机，一般以原方为基础方随症加减，但加减药味不多。本例虽未见有“热”的迹象，但病久须防化热之渐，方中羌、防、川芎升散风邪，佐以芩、连清热，寒温相得；加葛根升清阳，解肌挛；钩藤、白芍平肝柔筋，增强缓急止痛之功。但该病人体质较虚，从脉舌所见而论，当属上实下虚之象，病发时缓急止痛以治其标；缓解期则应予调补气血以固其本。［俞宜年，林慧光. 俞长荣医案选析. 贵阳中医学院学报. 1997，19（3）：10］

案 2　头痛（钟耀奎医案）

陈某某，女，50 岁，1992 年 1 月 6 日初诊。头痛反复发作 2 周，呈阵发性间歇性发作。近 1 周疼痛明显加剧，痛时如裂，呈持续性有抽搐样感。头痛以双颞部及头顶部为主，伴胸闷、眩晕、口干苦、恶心，吐涎沫。曾在我院门诊治疗，拟天麻钩藤饮等加减，治效不显。

诊见：痛苦面容，面色暗滞，唇略红，舌暗红、苔微黄而浊，脉弦细而数。神清，对答切题，颈软，颅神经检查正常，双眼底视神经乳头边缘清楚，A:V=2:3，无眼震，四肢及其他神经系统，心、肺检查均正常，腹平软，肝、脾未及。脑电图及 CT 检查正常。辨证为风热之邪外袭少阳，上扰清空，闭阻经络，故头痛如裂，风邪为患则眩晕，风痰上涌则胸闷、恶心、吐涎沫；风热伤津则口干苦，舌红、苔微黄，脉弦细数。治以疏风清热，祛痰通络。处方：柴胡、黄芩、羌活、法半夏各 12g，陈皮 6g，防风、黄连、川芎、炙甘草、僵蚕各 9g。每日 1 剂，连服 3 剂。

二诊：药后病人头痛明显减轻，可忍受，但仍觉头胀痛，有麻木感，口干苦，舌红、苔微薄黄，脉弦细。病有转机，风邪渐去，热邪尚炽，上方加蔓荆子 12g，羚羊角骨（先煎）15g 以清热理头目。每日 1 剂，共 3 剂。

三诊：3 剂后，头痛基本消失，口苦胸闷眩晕亦除。仅觉颈部筋络有拘急感，胃纳欠佳，舌淡红、苔薄，脉弦细。守方去羌活、陈皮、法半夏，续进 3 剂而收功。随访 2 月未发。

原按 本案头痛急剧而挛痛如劈，伴有胸闷，恶心，呕吐，舌红苔微黄而浊，脉弦细而数。前医拟“肝阳上亢”，治用天麻钩藤饮而效不佳。钟老认为本证病机是风热痰湿上扰清空，闭阻经络所致。正如《丹溪心法 · 头痛》所载“头痛多主于痰，痛甚者火多”。《医学心悟 · 头痛》篇论治法为：“痛不可开者，属风热，清空膏。”以清空膏加减达内外同治目的，治外则疏风清热，治内则祛痰通络。方中柴胡、黄芩疏肝利胆而清郁热，川芎疏肝祛风而除郁滞；黄连泻火燥湿；羌活、防风散风湿而止痛；炙甘草调诸药，共奏疏风祛痰、利湿清热之效；再加羚羊角骨、蔓荆子清热利头目，法半夏、陈皮、僵蚕等燥湿祛痰通络。钟老用此方治各类头痛属热者，屡用屡验，因三叉神经痛而有热者效也颇佳。[冯存伟，罗日永. 钟耀奎教授医案 2 则. 新中医，1993，(7)：17]

方剂速记歌诀

清空柴芩羌防连，川芎炙草药不繁；
偏正头痛久不愈，风湿热除痛可蠲。

清上蠲痛汤26

【来源】

本方见于《寿世保元》，为明代龚延贤所拟，是根据宋代《和剂局方》之“川芎茶调散”及金代《内外伤辨惑论》之“羌活胜湿汤”合方加减衍化而成。

【组成】

当归（酒洗）一钱　小川芎一钱　白芷一钱　细辛三分　羌活一钱　防风一钱　菊花五分　蔓荆子五分　苍术（米泔浸）一钱　麦冬一钱　独活一钱　生甘草三分　片芩（酒炒）一钱五分

【用法】

上锉一剂，生姜煎服。

【功效】

疏风通络透邪，活血理气除湿。

【主治】

一切头痛主方，不问左右偏正，新久皆效。

加减法：

左边痛者加红花七分、柴胡一钱、龙胆草（酒洗）七分、生地黄一钱。

右边痛者加黄芪一钱、干葛八分。

正额上眉棱骨痛甚者，食积痰壅，用天麻五分、半夏一钱、山楂一钱、枳实一钱。

当头顶痛者加藁本一钱、大黄（酒洗）一钱。

风入脑髓而痛者加麦门冬一钱，苍耳子一钱，木瓜、荆芥各五分。

气血两虚，常有自汗，加黄芪一钱五分，人参、白芍、生地黄各一钱。

无论年深日近，偏正头疼，又治肝脏久虚，血气衰弱，风毒之气上攻，头痛头眩目晕，心胸烦热，百节酸疼，脑昏目痛，鼻塞声重，项背拘急，皮肤瘙痒，面上游风，状若虫行。及一切头风。兼治妇人血风攻注。头目昏痛，并皆治之。

【方解】

本方是针对“头痛”证而设。痛证的原因虽多，但不外乎于“不通”，外邪（如风寒湿热）阻滞脉络固可引起不通，而脏腑的机能失调、痰饮、瘀血等病理产物亦可阻滞经脉而不畅，故治疗必须通经脉以解决邪郁，升清泄浊以濡养筋脉肌肤。方中羌活、白芷、细辛、防风，辛温以疏散风寒；羌活、独活、苍术，苦温驱风而胜湿；菊花、蔓荆子辛凉以疏解风热。因病在头部，惟风药可到，数味风药合用，上能散头部之邪结，外可解泄肌肤经络之阻滞。根据“治风先治血”、“久痛必瘀”的认识，故方中配以当归、川芎，辛温行血活血以养血，使“血行风自灭”。更佐以黄芩、麦冬，苦寒泄热而养阴，可缓祛风除湿诸药之燥，再以甘草和中益气，调和诸药，使散而不耗伤正气，可见本方辛而不燥，温而不热，苦而不寒，泄而不降，既可升散风邪，又能苦泄浊阴，而适用于各种头痛之证。

【临床应用提要】

头痛病因病机复杂，然莫不以“风”为主要致病因素。《素问·太阴阳明论》指出：“伤于风者，上先受之。”金元·李杲《兰室秘藏》有“高巅之上，惟风可到”之说。清上蠲痛汤中，川芎、羌活、独活、防风、白芷、细辛、苍术诸药（量轻不超过 3g）轻清上达，以疏风通络松透伏邪；黄芩清泄少阳相火，菊花、蔓荆平肝息风，截断“风火相煽”；当归、川芎养血活血、行气止痛；麦冬养阴护津，以免风药升散伤津损血；甘草调和诸药。故本方有祛上部之风寒湿热诸邪，化头部诸经气血之郁滞，引气下行，从而蠲除头痛。即使是虚证、热证也可放心用之。诚如龚延贤所说："为一切头痛主方，不问左右、偏正、新久皆效。"

陈桂苍应用本方治疗头痛，按其病情随证加减，扩大了治疗范围，如神经性头痛、血管性头痛、三叉神经痛、外伤性头痛、月经性头痛、上颚肿瘤及脑瘤引起的头痛等，皆可应用。笔者临床体验，应用本方尤需注意不可妄自增大药量。其理在于"风"药质轻味薄，性本升散，其量不超过 3g，则轻清上达高巅之性益彰，且不宜久煎，才能符合古人轻用"风药"治疗头痛之理。[陈桂苍. 清上蠲痛汤治疗头痛体会. 安徽中医学院学报，1994，13（4）：37]

日本医家矢数道明认为，对于用古方随证施治而不见疗效的顽固性头痛、慢性头痛、三叉神经痛、偏头痛、月经头痛、上颚脓肿疼痛，以及脑脓肿所致的头痛等均可用之而奏效。

【临床应用】

案 1　脑动脉瘤（沈炎南医案）

罗某某，女，55 岁，1984 年 5 月 15 日初诊。病人于 1983 年初开始自觉头部左侧疼痛，左眼视物模糊，至当年年底左眼视力从 1.2 下降至 0.2，伴前额部胀痛。1984 年初先后到某某大学医学院、广州市某人民医院诊治，作电子计算机 X 线断层扫描（CT）、脑血管造影等检查，诊断为脑动脉瘤，位于蝶鞍前部稍偏左侧，约 2.1cm×3cm 大小；视力右眼 1.2、左眼 0.1，左眼视野缩小。经治未见明显改善，延请沈老治疗。自诉头部左侧及左眼眶周围顽痛不止，头部发胀感，头晕，左眼视物模糊，耳鸣，夜寐多梦，时有口苦，胃纳一般，舌淡红、苔薄白，脉弦细涩。证属风阳上扰清窍，治以祛风止痛，平肝明目为主，方拟加减清上蠲痛汤加味。处方：当归、川芎、白芷、羌活、防风、钩藤、蔓荆子、麦冬、独活、黄芩、细辛各 3g，杭菊花、甘草各 1.5g，蕤仁肉 9g。水煎服，每日 1 剂。共服 4 剂，头痛、头胀减轻，依前方加草决明 9g，1 日 1 剂。共服 14 剂，头晕、头痛、耳鸣均消失，自觉左眼视力有改善。依上方再服 7 剂，眼科检查左眼视力由原来的 0.1 变为 0.2，视物较前清楚。处方：当归、川芎、羌活、防风、杭菊花、麦冬、黄芩、甘草各3g，白蒺藜、蕤仁肉、草决明、蔓荆子、白芍、生地各9g。水煎服，隔日服 1 剂，连服 14 剂以善后。病者一直随诊至今，疗效巩固。[杜同仿. 沈炎南教授治疗偏正头痛经验. 新中医，1991，(8)：1–2]

案 2　头痛（俞慎初医案）

汪某某，女，41 岁，1989 年 11 月 2 日诊，病人头痛多年，或痛在左侧，或痛在右侧，时轻时重，反复发作，经多方医治鲜有疗效。病人伴有胸闷心烦，性情急躁，口干纳减，夜寐欠佳。脉弦细数，舌质淡红苔薄白。诊为肝经风火头痛，治宜平肝祛风佐以清热。处方：川芎 5g，白芷 6g，羌活 5g，柴胡 6g，钩藤 10g，甘菊花 6g，蔓荆子 10g，麦冬 10g，黄芩 5g，防风 6g，细辛 2g，葛根 6g，甘草 3g，夜交藤 12g，服 5 剂后，头痛著减，余症亦瘥，但食量未增，前方加谷麦芽各 15g，又连服 10 剂后，诸症均愈。[刘德荣. 俞慎初教授治肝 10 法. 光明中医杂志，1994，(2)：8]

案 3　蛛网膜下腔出血后的头痛（汉方医案）

某某，43 岁，女，初诊于 1972 年 3 月 23 日。

病历：病人从 1971 年 4 月起左手麻木不能活动，在医院检查时为蛛网膜下腔出血。以后反复出血 3 次，从那以后头痛为主诉，眼底有炎症，诉视力障碍，只看到半个视野。还有胃下垂，两膝痛，背部凝痛。病人于 1968 年接受过右肾下垂手术。

现症：营养，脸色一般，血压 130/85mmHg，生了 2 个小孩。37 岁月经停止。大便 2 日 1 次，能正常步行。头痛时要服止痛药才能忍耐。

治疗：针对血症、上冲的头痛而让服清上蠲痛汤。服 15 日后头痛无变化，但在眼科检查，医生说眼底的炎症有很大好转。从太阳穴至头顶部痛。服 1 个月后改为五苓汤，但没有清上蠲痛汤疗效好而改回原药。8 月份针对小便不利，膀胱炎而服清上蠲痛汤合五苓汤，即头痛减轻。以后继续服 1 年，即疼痛明显减轻，精神好，有时候忘了服止痛药亦能忍受，病情大有好转。[用清上蠲痛汤合五苓汤治疗蛛网膜下腔出血后的头痛. 医学文选，1987（01）：11]

案 3　梅尼埃病（汉方医案）

某某，47 岁，女，初诊于 1975 年 3 月。病历：从 1958 年生第 3 胎起患眩晕、头痛、耳鸣、动悸、恶心、食欲不振、胃灼热感、下肢倦怠、失眠，每天都有不定愁诉（这里痛，那里痛，并不固定）。以前接受过子宫肌瘤和卵巢囊肿手术，加上更年期自主神经失调，家属也很为难。血压也高，初诊时 170/105mmHg，服西药降压无效。

治疗：针对胸胁苦满和脐旁的抵抗压痛，让服大柴胡汤合桂苓丸料，但效果不好。针对血症的头痛而让改服清上蠲痛汤后逐渐好转，头脑清楚起来，也能做家务活，到了 1975 年 6 月血压为 140/80mmHg。她丈夫说她完全变成另外一个人而非常高兴。[用清上蠲痛汤治疗梅尼埃病的头痛、眩晕. 医学文选，1987（01）：28]

方剂速记歌诀

归芎辛芷羌防花，羌麦苍独芩草加；
蔓荆生姜治头痛，疏风透邪效力夸。

升陷汤 27

【来源】

升陷汤出自张锡纯《医学衷中参西录》。

【组成】

生箭芪六钱　知母三钱　柴胡一钱五分　桔梗一钱五分　升麻一钱

【用法】

水煎温服。

【功效】

益气升陷。

【主治】

治胸中大气下陷，气短不足以息。或努力呼吸，有似乎喘。或气息将停，危在顷刻。其兼证，或寒热往来，或咽干作渴，或满闷怔忡，或神昏健忘，种种病状，诚难悉数。其脉象沉迟微弱，关前尤甚。其剧者，或六脉不全，或参伍不调。

加减法：气分虚极下陷者，酌加人参数钱，或再加山萸肉（去净核）数钱，以收敛气分之耗散，使升者不至复陷更佳。若大气下陷过甚，至少腹下坠，或更作疼者，宜将升麻改用钱半，或倍作二钱。

【方解】

升陷汤以黄芪为主者，因黄芪既善补气，又善升气。惟其性稍热，故以知母之凉润者济之。柴胡为少阳之药，能引大气之陷者自左上升。升麻为阳明之药，能引大气之陷者自右上升。桔梗为药中之舟楫，能载诸药之力上达胸中，故用之为向导也。至其气分虚极者，酌加人参，所以培气之本也。或更加萸肉，所以防气之涣也。至若少腹下坠或更作疼，其人之大气直陷至九渊，必需升麻之大力者，以升提之，故又加升麻五分或倍作二钱也。

【临床应用提要】

国医大师张琪教授喜用此方治疗胸中大气下陷所致病证。诚如张氏所言大气斡旋全身，人身之体力、精力等赖大气支撑，大气虚而下陷则呼吸短气，体力不支，甚则昏聩，种种症状不一而足，但其主症必有呼吸困难，胸闷，怔忡心悸，短气，脉象沉迟或微弱，舌润口和，其他兼症不必俱见，遇此情况放大胆应用此方，无不取效。[张琪. 我对以黄芪为主之复方的临床运用（续）. 黑龙江中医药，1984，(8)：9]

【临床应用】

案1　大气下陷（张锡纯医案）

一人，年二十余。因力田劳苦过度，致胸中大气下陷。四肢懒动，饮食减少，自言胸中满闷。其实非满闷，乃短气也。粗人不善述病情，往往如此。医者不能自审病因，投以开胸理气之剂，服后增重。又改用半补半破之剂，两剂后，病又见重。又延他医，投以桔梗、当归、木香各数钱，大病见愈，盖全赖桔梗，开提气分之力也。医者不知病愈之由，再服时，竟将桔梗易为苏梗，升降异性，病骤反复。自此不敢服药，迟延二十余日，病势垂危，喘不能卧，昼夜倚壁而坐，假寐片时，气息即停，心下突然胀起，急呼醒之，连连喘息数口，始觉气息稍续，倦极偶卧片时，觉腹中重千斤，不能转侧，且不敢仰卧。延愚诊视，其脉乍有乍无，寸关尺三部，或一部独见，或两部同见，又皆一再动而止，此病之危，已至极点。因确知其为大气下陷，遂放胆投以生箭芪一两，柴胡、升麻、萸肉（去净核）各二钱。煎服片时，腹中大响一阵，有似昏聩苏息，须臾恍然醒悟，自此呼吸复常，可以安卧，转侧轻松。其六脉皆见，仍有雀啄之象。自言百病皆除，惟觉胸中烦热。遂将方中升麻、柴胡，皆改用钱半，又加知母、玄参各六钱，服后脉遂复常，惟左关参伍不调，知其气分之根柢犹未实也。遂改用野台参一两，玄参、天冬、麦冬（带心）各三钱，两剂痊愈。[张锡纯. 医学衷中参西录. 山西科学技术出版社，2009：84-85]

案2　肺泡蛋白沉着症（祝谌予医案）

张某某，男，44岁。1978年3月因咳嗽、咯痰、胸痛，进行性呼吸困难，收住协和医院内科。西医确诊为“肺泡蛋白沉着症”。5月6日开始采用肝素、糜蛋白酶溶于生理盐水超声雾化吸入，服活血化瘀中药6剂，病情未见明显改善，于6月16日邀我会诊。

见症：咳嗽、痰白黏不易咯出，两肋隐痛、胸中满闷，气短不足以息，动则气喘，乏力纳差，颜面晦暗不华，唇甲青紫，二便正常，脉沉细弦滑，舌体胖有齿痕，舌腹静脉怒张。据此脉症，辨证为：胸中大气下陷，瘀血阻络，痰浊中阻。治拟升陷汤加味。

药用：生黄芪20g，知母10g，柴胡10g，升麻5g，桔梗10g，当归10g，旋覆花10g，川芎10g，丹参15g，海浮石10g，苡仁25g，葶苈子10g。

服中药期间，仍继续应用超声雾化吸入。服上方6剂，病情明显好转，饮食增加，气短减轻。服30剂后，饮食由每日主食450g增至750g，行路及上楼亦不觉气短。7月14日开始慢跑锻炼，7月26日以后可以慢跑3000米。带方返回原地，追访1年，病情稳定，上班工作。[祝谌予. 中医的辨证论治. 前进论坛，1996，(10)：29]

案3　胸痛（张琪医案）

曲某，男，21岁，农民。1975年10月19日初诊。1年多来胸部隐痛闷热感，气短懒言，心悸，肩背酸痛，如负重物，全身乏力，气短不足以息，有时昏聩，过劳则诸症明显加重。经某医院X线胸透、心电图检查皆无异常。脉象弦迟无力，舌润。辨证为大气下陷，宜益气升陷法治之：黄芪35g、升麻7.5g、柴胡15g、桔梗15g、知母15g、甘草7.5g、党参30g、花粉15g、五味10g、陈皮10g。

水煎服。

11 月 19 日二诊：服上方 6 剂，胸闷热痛大减，全身较前有力，1 月内未发生昏厥，病人以为痊愈，又参加劳动，过劳后前症又作但较轻，继服前方将黄芪改为 50g。11 月 28 日至 12 月 20 日 2 次复诊，经用上方 12 剂，胸痛闷热消除，肩背已不痛，全身有力，昏瞶未作，脉弦有力，嘱继服若干剂以巩固疗效。

原按 此案胸痛、肩背酸痛为张氏原书所未载，笔者临床观察，大气下陷多有此症状，原因劳役伤气，大气虚陷不能充达，故多见胸闷而痛，与气郁之胸痛当鉴别。[张琪. 我对以黄芪为主之复方的临床运用（续）. 黑龙江中医药，1984，（8）：9]

案 4 慢性支气管炎，支气管哮喘（姜良铎医案）

2010 年 4 月 8 日，在北京中医药大学东方医院，随导师姜良铎教授出诊，沙某病人家属述：病人咳喘 3 年余，经北京多家医院专家求治不见好转，3 个月前经姜教授治疗，口服中药 1 个月后咳喘痊愈，其后停药，7 天前因感冒咳喘再次复发，而特请姜老师给诊治。

余问诊时翻阅病历本查看病史和治疗经过，得知，病人沙某，女，82 岁，患咳喘 3 年余，曾在北京市朝阳医院和中日友好医院诊断为慢性支气管炎和支气管哮喘，咳嗽痰少，胸闷气短，动则喘息，时轻时重，下肢轻度浮肿，无吸烟史。经西医抗感染、平喘和中药治疗，病人咳喘始终不见明显好转，综合治疗经过，多数为清热化痰，宣肺平喘，或温肺化饮，或补肾纳气平喘等方药，但发现 4 个月前某医院医生处方和姜老师处方思路基本相似，2009 年 11 月 1 日主症：咳嗽痰少，气短，动则喘息，下肢轻度浮肿，寐差，舌暗淡，舌体胖大，苔薄白，脉沉细弱。某医生处方：生黄芪 24g，人参 30g，知母 10g，升麻、柴胡各 12g，桔梗 10g，山茱萸、茯苓各 20g，川续断 20g，桑寄生 15g，紫河车 9g，陈皮 10g。服药 28 剂不见明显好转，而到北京中医药大学东方医院就诊。

姜老师 2009 年 12 月 10 日处方：生黄芪 15g，知母 10g，紫河车 15g，桔梗、升麻、柴胡各 10g，川续断 15g，生麦芽 30g，猪苓 20g，枳壳、桑寄生 15g，益智仁 9g，山茱萸 15g，服药 30 剂咳喘缓解，看二方药均按张锡纯大气下陷病，升陷汤为基本方加减治疗，但疗效迥异。现主症：咳嗽痰少，气短，鼻流清涕，口干，便溏，小便黄，夜尿多，动则喘息，下肢轻度浮肿，寐差，舌暗淡，舌体胖大，苔薄黄，脉沉细。当时感觉很疑问，心想一会向姜老师请教，然后把写好的病历递给姜老师，姜老师看过病历，细心询问病史后，姜老师说：这两个处方基本相似，为何一方无效，另一方有效？其所以疗效不一样，是黄芪和人参功效有差别，黄芪和人参都有补气兼能升气，但人参补气之力胜于黄芪，黄芪升气之力胜于人参，而大剂量应用不能起到升气的效果！故姜老师斟酌后处方如下：生黄芪、知母各10g，紫河车15g，桔梗、升麻、柴胡各10g，川续断15g，生麦芽30g，猪苓20g，枳壳、桑寄生各15g，益智仁9g，山茱萸、金银花各15g，芦根、生石膏各30g，炙麻黄5g，蛤蚧1对，14剂愈。[张科源，苏奎国，姜良铎. 浅谈张锡纯的“大气下陷”病证. 河北中医药学报，2011，26（3）：14]

案5　痿证（姜良铎医案）

李某，女，41岁，2012年12月7日初诊。半年前因“重症肌无力1年，加重1个月”在某西医院住院治疗。予口服溴吡斯的明60mg，阿托品0.5mg，每日4次。服药半年，疗效不佳，仍感四肢疲乏无力，行走困难，胸闷气短，活动后加重，西医建议加用免疫抑制剂和糖皮质激素治疗，病人拒绝，特求中医诊治。就诊时见：气短、胸闷、乏力、行走困难，活动后加重，手足麻木、胃脘胀满、纳呆，月经量少、色淡，大便不成形，排便不尽感，舌淡苔薄白，脉沉细无力。辨证为大气下陷，脾肾两虚，治以升陷汤加味。

方药：生黄芪15g，知母10g，升麻10g，柴胡10g，桔梗10g，紫河车15g，山萸肉10g，枸杞子15g，党参15g，苏梗15g，炒麦芽30g，14付水煎服。

二诊：胸闷气短、乏力、腹胀等症减轻，大便质软成形，舌淡，脉细滑无力。方药对证，治疗有效，继用上方加仙鹤草30g，功劳叶15g增强补益虚损、强肝肾之力，14剂，水煎服。前后以升陷汤为基本方加减治疗3个月，病人疲乏无力明显好转，偶有活动后气短，间断服用中药，半年后停服所有西药，病人能正常生活工作。

原按　重症肌无力属中医“痿证”范畴。《素问·痿论》有“阳明者，五脏六腑之海，主润宗筋，宗筋主束骨而利关节也。”提出了“治痿独取阳明”的观点。“治痿独取阳明”是强调脾胃在治疗痿证中的重要作用。张锡纯《医学衷中参西录》有“升陷汤：气短不足以息，或努力呼吸，有似乎喘，或气息将停，危在顷刻”的描述与本案病人症状相似。“大气”即是宗气，“原以元气为本，以水谷之气为养料，以胸中之地为宅窟也”。阳明脾胃共居中州，为后天之本，气血生化之源，阳明充盛，气血充足，宗气得养，筋脉得濡，关节滑利，运动灵活。脾胃虚弱，化源不足，宗气失养，宗筋不濡，则见肌肉、关节痿弱不用。以升陷汤大补和升提下陷之宗气，参以补肾填精培补先天之品，以先天养后天，治病求本，取得了满意的临床疗效。[康雷，杨迎霞，赵晓东. 姜良铎教授应用升陷汤治疗杂病三则. 继续医学教育，2014，28（6）：47–48]

案 6　水肿（姜良铎医案）

马某，男，80 岁，2013 年 6 月 14 日初诊。双下肢膝以下及颜面浮肿 1 月，西医全面体检无阳性发现，服利尿剂后缓解，停服利尿剂水肿如故，平时怕热。自汗，纳可，睡眠正常，大便 2 日 1 行，偶有便秘，夜尿 5 次，舌质红，舌体胖大，苔薄白，中后部白腻，脉细涩。辨证为大气下陷，气不流津，治以升陷汤加味，方药：生黄芪 30g，知母 10g，升麻 10g，柴胡 6g，桔梗 10g，党参 15g，山萸肉 20g，肉苁蓉 30g，桑叶 20g，炒枳壳 15g，瓜蒌 30g，木香 6g，瞿麦 10g，车前子 10g，7 剂，水煎服。1 周后复诊，颜面水肿基本消失，双下肢水肿明显减轻，纳眠可，入睡后胃有泛酸，烧心，大便 2 日 1 行，大便黏腻，排便不爽，夜尿 5 次，舌尖红，苔薄黄，脉细，继以前方加黄连 10g，吴茱萸 6g 和胃制酸，益智仁 10g，乌药 10g 益肾缩尿，14 剂水煎服，病情明显改善。后来以升陷汤为基本方加减治疗 2 月余，颜面及双下肢水肿全部消退，体质转佳，疾病康复。

原按　《金匮要略·水气病脉证并治第十四篇》提出水气病的治则“大气一转，其气乃散”。喻嘉言《医门法律》提出“身形之中，有营气、有卫气、有宗气、有藏府之气、有经络之气，各为区分。其所以统摄营卫、藏府、经络，而令充周无间，环流不息，通体节节皆灵者，全赖胸中大气，为之主持”。张锡纯提出：“大气虽在膈上，实能斡旋全身，统摄三焦。”大气主持一身之气，其气不足导致水液代谢障碍，水湿内停，水为阴邪，其性趋下，发为水肿。运用升陷汤补益大气，使其发挥正常的斡旋气机，调节水液代谢的功能，水肿自然消退。［康雷，杨迎霞，赵晓东. 姜良铎教授应用升陷汤治疗杂病三则. 继续医学教育，2014，28（6）：48］

案7　眩晕（姜良铎医案）

魏某，男，53岁，2013年8月10日初诊，间断头晕3个月，加重伴乏力，气短2周来诊。病人为某外资企业中层干部，平时工作压力较大，生活不规律，近3个月来头晕，头昏沉，神疲倦怠，近2周头晕加重，乏力，气短，说话稍长就觉气不足以息，胸闷，后背犹压重物，平时脾气急躁易怒，怕热，纳眠可，二便调，舌红，苔薄白，脉沉细。既往高血压病史6年，自服降压药物控制平稳。辨证为大气下陷，肝经郁热，予升陷汤加味：生黄芪30g，生晒参10g，知母10g，桔梗10g，升麻10g，柴胡10g，玄参15g，仙鹤草30g，功劳叶15g，白蒺藜9g，沙苑子9g，炒栀子10g，炒枳壳15g，郁金10g，7剂，水煎服。药后病人头晕，气短，乏力明显好转，精神转佳，效不更方，继服14剂，而痊愈。

原按　《黄帝内经集解》中有"宗气积于胸中，出于喉咙，以贯心肺，而行呼吸焉。"若宗气不足，则一身之气皆受影响，心肺功能也不能得以正常发挥。心肺无以鼓动气血运行至脑部，而出现"上气不足，脑为之不满，耳为之苦鸣，头为之苦倾，目为之眩"发为眩晕之症。《医学衷中参西录》中"此气且能撑持全身，振作精神，以及心思脑力，官骸动作，莫不赖乎此气。此气一虚呼吸即觉不利。而且肢体痿懒，精神昏聩，脑力心思顿减。"本案之眩晕非风眩、非血虚，而是宗气虚所致。以升陷汤升举宗气，兼加清肝经郁热、疏肝解郁之品，疗效满意。［康雷，杨迎霞，赵晓东. 姜良铎教授应用升陷汤治疗杂病三则. 继续医学教育，2014，28（6）：48］

案8　术后反射性急性尿潴留（朱良春医案）

张某，女，33岁，卵巢囊肿切除术后，因术前十分惊恐，手术中合作不利，术后28小时没有小便，西医诊为术后反射性急性尿潴留。处方用利尿，抗感染，以及肌注新斯的明等未效，又经导尿后6小时仍不能排尿而求治朱师，刻诊：躁动不安，少腹胀急，耻骨上部小腹膨突，拒按硬痛，胀急难忍，甚至放射至臀部和大腿内侧，辗转呻吟，胸闷，口干，大便不解，舌尖红，薄黄苔，脉弦紧，朱师诊为大气下陷，升降失常，开阖失司，瘀热内生，壅塞溺窍。急处升陷汤原方加党参30g，另用芒硝60g，滚开水冲泡，用八层纱布蘸药液外敷关元穴，内服外敷2小时后，小便即出，次日排尿正常，调理2剂而愈。［邱志济，朱建平，马璇卿. 朱良春用锡纯升陷方治疗急症的经验选析（32）. 辽宁中医杂志，2002，29（8）：459］

案9　小便失禁（谢兆丰医案）

李某某，男，52岁，农民。1983年5月30日诊。病人4个月来，自觉周身疲倦，少气懒动，出现小便淋沥失禁不能控制，一有尿意即尿出，昼夜衣裤濡湿，腰腹坠胀，面色少华，纳少乏味，大便溏少，形体较瘦，舌淡苔白，脉缓弱。B超检查：无前列腺增生症。此属脾肾两虚，肾虚不能固涩，关门失约，脾虚则气陷，遗溺致虚。治以健脾补肾，益气固涩。处方：炙黄芪20g，柴胡、升麻、桔梗、知母、党参、补骨脂、山药各10g，桑螵蛸15g，红枣10枚。服药5剂，小便稍能控制，腰腹坠胀减轻，饮食增进；宗原方继进5剂，小便减少为日四五次，症状基本消失，但仍倦怠；原方再服4剂巩固，后嘱服红枣煨黄芪，以善其后。

原按　《明医指掌》云：“小水不禁，出而不觉，赤者为热，白者气虚……。”本病人年逾半百，尿失禁已达数月，可知脾肾已虚，大气不足，精气虚衰，致使关门不固，摄纳无权而成此症，揆之证情，当以益气固摄之法。方中重用黄芪益气升阳，加入桑螵蛸、山药固涩缩尿健脾，补骨脂温补肾气，继配红枣煨黄芪培补之品而善后。［谢兆丰. 升陷汤治疗小便失常验案举隅. 新疆中医药，1991，（2）：61］

案10　暴崩（田淑霄医案）

张某，女，20岁，未婚，采油工人。病人素体健康。在野外巡视采油井房的夜班途中，忽有动物两爪搭其肩上，惊恐疾呼，动物逃窜，视之乃犬。回宿舍时，即感阴道下血，血量骤增，衣衾皆湿，急由同伴扶来就诊。

刻诊：暴崩如涌，色红无块，面色苍白，心悸气短，精神不振，仍感惊恐。

唇舌俱淡，脉缓无力。方用升陷汤加减：黄芪、生地炭各 30g，党参 10g，升麻炭 6g，藕节炭 30g，血余炭 10g，山药 20g，柴胡 6g，山萸肉 15g，仙鹤草 10g，桔梗 8g。2 剂，每剂煎 3 次，每 4 小时服 1 次。

二诊：1 剂服完，血量大减，2 剂终，血止。尚有心悸气短、四肢无力、面色苍白，唇舌色淡。宗前法：黄芪 30g，熟地、党参各 10g，升麻 4g，山药 20g，柴胡 6g，山萸 12g，炒白术、枸杞子各 10g。连服 10 剂，康复如昔。

原按 该例由于惊恐过度，致气陷肾伤。气坠，血失固摄而下脱；肾伤，冲任失固而暴崩。方用升陷汤升举大气，佐山萸以固肾安冲，佐炭药以塞流治标，标本兼顾。血止，继而复旧乃痊。[田淑霄. 暴崩验案举隅. 河北中医学院学报，1994，9（2）：17]

方剂速记歌诀

升陷汤用芪知柴，桔梗升麻相与偕；
胸中气陷呼吸弱，速投此方莫徘徊。

升阳益胃汤28

【来源】

升阳益胃汤，源自李东垣《内外伤辨惑论》。

【组成】

黄芪二两　半夏（洗，此一味脉涩者用）　人参（去芦）　甘草（炙）以上各一两　独活　防风（以秋旺，故以辛温泻之）　白芍药（何故秋旺用人参、白术、芍药之类反补肺？为脾胃虚肺最受邪，故因时而补，易为力也）　羌活以上各五钱　橘皮四钱　茯苓（小便利、不渴者勿用）　柴胡　泽泻（不淋勿用）　白术以上各三钱　黄连一钱

【用法】

上㕮咀。每服称秤三钱，水三盏，生姜五片，枣二枚，煎至一盏，去渣，温服，早饭后。禁忌如前。或加至四五钱。

服药后，如小便罢而病加剧，是不宜利小便，当少去茯苓、泽泻。

若喜食，一二日不可饱食，恐胃再伤，以药力尚少，胃气不得转运升发也。须薄味之食或美食，助其药力，益升浮之气而滋其胃气也，慎不可淡食以损药力，而助邪气之降沉也。

可以小役形体，使胃与药得转运升发，慎勿太劳役，使气复伤。若脾胃得安静尤佳。若胃气稍强，少食果以助谷药之力。经云：五谷为养，五果为助者也。

【功效】

升阳益胃，健脾利浊。

【主治】

主治“肺之脾胃虚”。论曰：“脾胃之虚，怠惰嗜卧，四肢不收，时值秋燥令行，湿热少退，体重节痛，口苦舌干，食无味，大便不调，小便频数，不嗜食，食不消，兼见肺病，洒淅恶寒，惨惨不乐，面色恶而不和，乃阳气不伸故也。当升阳益胃，名之曰升阳益胃汤。”

【方解】

方中黄芪为君药，取其益气升阳、固表之功，人参、炙甘草、半夏为臣，人参补中益气，甘草和中益气，二者与黄芪为伍，《医宗金鉴》称其为保元汤，大有补益元气之功，具“芪外参内草中央”之妙用，即黄芪偏于补表气，人参偏于补中气，甘草补气介于二者之间，三者合用，可以补一身内外之气。半夏和胃降逆，与参、芪配伍，升中有降，降中有升，升脾阳，和胃气，使清升浊降，脾胃安和；脾肺同补，脾升肺降，气机调畅。佐以白芍、柴胡舒肝解郁，配合补脾药则有扶土抑木之效，舒肝有助于健脾和胃；佐以防风、羌活、独活祛风除湿，且可助参、芪升发脾胃清阳；白术、茯苓、泽泻健脾利水渗湿，以祛脾虚所生之湿；陈皮理气，既助半夏和胃，又使气化则湿行。少佐黄连之清热燥湿，以除湿郁所化之热。全方共奏补脾益肺，和胃化湿，舒肝解郁，祛风除湿，兼祛湿热之功。

【临床应用提要】

蒲辅周认为若脉弦细数、脾胃虚弱、疲乏嗜睡、体重、关节疼痛、口苦、食不知味、大便不调，宜升阳益胃汤。这是挟湿热而为补中益气之变局，未离甘温之法。[蒲辅周老中医介绍治疗低烧的经验. 新医药学杂志，1973，(02)：34]

国医大师张琪认为升阳益胃汤原书中主治脾胃虚弱、湿热留恋、肺失所养、表气不固之证，症见怠惰嗜卧、四肢不收、体重节肿、口苦舌干、饮食无味。方中黄芪、人参、甘草补益肺脾之气，辅以柴胡、防风、羌活、独活等风药升阳除湿，白术、茯苓、半夏健脾和胃化湿，黄连清滞留之热。张老凡临证治疗以脾胃虚弱、清阳不升为主证者，多用升阳益胃汤加减；以该方治疗肾病综合征、内伤发热、飧泄、血尿等辨证为脾胃清阳不升之证，亦获良效。[周生花. 国医大师张琪教授临证运用东垣代表方剂经验. 中医研究，2014，27（10）：40]

【临床应用】

案 1　水肿（张琪医案）

某某，男，16 岁，2012 年 6 月初诊。主诉：肾病综合征 3 年余。现症：面色萎黄，头晕，神疲乏力，纳差腹胀，肢体沉重酸软，眼睑轻度浮肿，双下肢浮肿，舌淡红，苔薄白，脉沉细。尿常规检查示：尿蛋白（++）。血生化检查示：血清蛋白 28g/L。中医诊断：水肿，辨证为脾胃虚弱，水湿内停。治宜健脾化湿利水。给予升阳益胃汤加减，处方：黄芪 30g，党参 20g，柴胡 15g，防风 10g，羌活 10g，独活 10g，白术 15g，茯苓 20g，半夏 15g，黄连 10g，泽泻 15g，白芍 15g，山药 20g，薏苡仁 30g，生姜 15g，大枣 5 个。每日 1 剂，水煎服。服药 7 剂，浮肿渐消。上方随症加减，服药 2 个月余，病人水肿完全消失，尿蛋白转阴。

原按　本例病人以肢体浮肿为主要表现，证属中医学“阴水”范畴，系脾肾亏虚引起。张老根据该病人伴见神疲乏力，纳差腹胀等脾胃虚弱表现，辨证其病机为脾虚失运，水湿内停，采用升阳益胃汤加减治疗。张老认为：李东垣治疗内伤杂病重元气，重脾胃，倡导风药的运用。风药质轻性浮，有升散之性。用风药升发脾胃清阳，可使清阳得升，浊阴得降，升降相调，则脾胃健运，水湿渐消。[周生花. 国医大师张琪教授临证运用东垣代表方剂经验. 中医研究，2014，27（10）：40]

案 2　带下（刘渡舟医案）

魏某某，女，30 岁，正定县人。小产之后，继而带下淋漓，色白而稀，多时则小腹下坠。曾至妇科诊治，因带多拭之不净，医生无法判断原因，切其脉弦缓无力，面黄舌淡苔白。余辨为脾气虚衰，清阳下陷，湿邪不运，注入任冲，化而为带之证。

处方：党参 12g，黄芪 12g，白术 30g，炙甘草 6g，升麻 3g，柴胡 3g，防风

3g，羌活 3g，独活 3g，黄连 3g，半夏 9g，陈皮 6g，茯苓 10g，泽泻 10g，白芍 6g。此方服至 6 剂，带下减至三分之二，体力有所恢复，又服 6 剂，其病全瘳。

原按 妇女脾虚湿盛之带下，用上方（即升阳益胃汤）比傅氏的完带汤见效为捷。若带下而又兼腹痛的，则可考虑当归芍药散的治法。[刘渡舟. 清阳下陷及其临床治例. 中国农村医学，1982,（4）：19]

案 3 泄泻（谢昌仁医案）

夏某，女，25 岁，2002 年 12 月 14 日初诊。主诉：腹泻间作 2 年余，病人腹泻间断性发作 2 年余，小腹觉冷，肠鸣腹痛。大便稀溏，日行 2 次，发作时日行 4～5 次，便后痛缓。肛门有坠胀感，纳食可，无明显恶心呕吐，晨起口干喜饮，面色少华，舌淡苔薄黄，脉细。此为脾胃虚弱，肝失条达，湿邪偏盛，运化失常，水反为湿，谷反为滞，合污而下，则生泄泻。治以补脾疏肝，升阳益胃。选方升阳益胃汤加减。

药用太子参 15g，黄芪 12g，白术 10g，茯苓 10g，炙甘草 5g，黄连 3g，陈皮 6g，半夏 10g，防风 10g，柴胡 6g，白芍 10g，炮姜 6g，砂仁（后下）3g，薏苡仁 10g，扁豆 10g。7 剂，水煎服，每日 1 剂。2003 年 1 月 2 日 2 诊，病人述服药后大便日行 1 次，稀溏，尚爽，肠鸣音正常，矢气多，手脚仍冷，口干喜饮，苔薄黄，脉细。仍以前法继进，治当升阳益胃，祛湿止泻。前方加用羌活 10g，独活 10g，继服 14 剂，每日 1 剂，水煎服。2003 年 1 月 20 日 3 诊：大便日行 1 次，渐成形，怕冷有所改善，苔薄，脉细。继以前方生脾阳，养胃气。此方连服 3 个月余，泄泻无明显发作，大便正常。[孙霞，张钟爱. 谢昌仁升阳益胃汤治疗慢性泄泻. 吉林中医药，2010，30（7）：572]

案 4 内伤低热（姜良铎医案）

郄某，男，16 岁，学生，1993 年 9 月 21 日初诊，低热 4 月余。T37.8℃，寐多寤少，神疲乏力，表情淡漠，脘腹胀满，纳谷不思，四肢怠惰，头目眩晕，小便欠利，大便 5 日未行，舌质淡，苔微黄，脉细无力。此为劳倦食滞，湿困脾土。低热决非邪实，乃由中州气虚所致。宗东垣“甘温除大热”之旨，微通腑气，方用升阳益胃汤：黄芪 12g，党参 10g，白术 10g，茯苓 10g，法半夏 10g，陈皮10g，炙甘草6g，防风10g，羌活6g，独活6g，柴胡10g，芍药12g，黄连3g，泽泻10g，槟榔12g，生姜3片，大枣4枚。上方服3剂后，便通食纳，低热减半，去槟榔，再服3剂后热退神爽，诸症消失，病告痊愈。

原按　脾为至阴，上生肺金，下制肾水；镇中枢而斡升降，执中央以运四旁；凡水谷代谢，气血生成，津液敷布，莫不赖中土而健运。若饮食不节，思虑过度，损伤脾气，则“火乘土位”而发低热。《素问·调经论》指出：“有所劳倦，形气衰少，谷气不盛，上焦不行，下脘不通，胃气热，热气熏胸中，故内热。”此上焦不行为肺气虚，下脘不通为食气滞，故用参芪之补，借柴胡升阳于上，槟榔化食滞于下，茯苓、泽泻导湿浊从小溲而解，清升浊降而循其序，则阴阳和而低热退。［魏文浩. 姜良铎教授应用升阳益胃汤举隅. 河南中医，2011，31（1）：88］

案5　哮喘（姜良铎医案）

齐某，女，23岁，农民，1997年3月8日初诊。主诉发热、哮喘、憋闷7天加重2天。病人4年前因外感发热，喉中哮鸣，气喘咳嗽，经当地县医院治疗，当时诊为“过敏性支气管哮喘”，经解痉、抗过敏、抗感染治疗，症状消失而出院。自此以后，每遇风寒则复发。7天前因外感风寒，发热鼻塞，流清涕，喷嚏频作，气喘发憋，喉中有哮鸣声，咳声低弱，咳痰清稀且少，神疲倦怠，体虚汗出，食欲不振，纳谷乏味，大便稀溏，经中西药治疗，病情仍未控制。故特请姜老诊治，刻下：咳嗽，咳痰清稀，面色萎黄，四末不温，畏寒怕冷，舌质淡，苔薄白，脉弱。证属肺脾气虚，卫气不固。治宜益肺固卫，健脾化痰，止咳平喘。

方选升阳益胃汤：陈皮12g，半夏12g，茯苓10g，炙甘草6g，黄芪12g，防风10g，白术12g，党参10g，柴胡10g，羌活6g，独活6g，泽泻10g，白芍12g，炙麻黄6g，紫菀12g，款冬花10g，生姜3片，大枣4枚。

二诊：服上方3剂后，发热已退，咳喘减轻，饮食增进，四末转温，余症均减，药已中的，继原方再进6剂，诸症悉除。后在汤剂基础上加减改为丸药，以巩固疗效，半年后随访未复发。

原按　本例哮喘具有如下特点，一是肺气不足，肺失宣降，卫表不固；二是中州虚弱，脾失健运，气血生化之源匮乏，肺失濡养，卫气不充，痰饮内生。用党参、黄芪、白术、甘草培补中州，以补肺气，配伍麻黄、紫菀、款冬花以宣肺化痰，止咳平喘。配羌活、独活、柴胡、防风等风药鼓舞中焦，使脾胃之气斡旋，痰湿得化，阳气得升，补益之药得风药方能补而不滞，更能相得益彰。脾为肺之母，脾气旺则肺气足，培补中气，使阴阳互根，营卫调和。补脾益胃则气血旺，气血旺则正气足，配黄芪、白术、防风实卫固表，以堵外邪内侵之路，“正气存内，邪不可干”。不治肺而治脾，而哮喘自愈，此即“培土生金”之意，这也充分体现了祖国医学辨证施治的优越性。[魏文浩. 姜良铎教授应用升阳益胃汤举隅. 河南中医，2011，31（1）：88]

案6　鼽嚏（姜良铎医案）

陈某，女，20岁，工人，1988年3月17日初诊。鼻痒流清涕，每遇寒冷喷嚏频作3年余，反复发作。无明显季节性，但与寒冷有关，晨起为甚，平素易感冒，纳谷量少，面色憔悴，神疲懒言，大便稀溏，畏寒，舌质淡，苔薄白，脉细弱。口服抗过敏药物，点鼻可的松滴鼻液治疗，症状可缓解，停药则复发。故求治于姜老，刻诊：鼻痒鼻塞，鼻流清涕，面色少华，舌淡红，苔薄白，脉细弱。此为脾气虚弱，清阳不升，卫表不固。治宜健脾益气，升阳固表。方用升阳益胃汤，方药：黄芪15g，党参12g，白术10g，半夏10g，陈皮10g，茯苓12g，防风10g，羌活6g，独活6g，柴胡6g，白芍15g，炙甘草10g，泽泻10g，辛夷10g。二诊：服上方6剂后，鼻痒、喷嚏、流涕，神疲懒言，大便稀溏，畏寒等症基本消失，继原方再进12剂。三诊：改服补中益气丸巩固疗效，以缓图之，随访2年未复发。

原按　此病例为脾气虚弱，清阳不升，肺气不能卫外所致。《素问·阴阳应象大论》云：“谷气通于脾，……六经为川，肠胃为海，九窍为水注之气。”九窍者，五脏主之，五脏皆得胃气乃能通利。故立健脾益气，升阳固表之法。脾气健运，气血充足，方能固表卫外，此为“培土生金”之法。“鼽嚏”即过敏性鼻炎，用升阳益胃汤去黄连，加辛夷合柴胡、防风、羌活、独活、甘草以治其标，用补中益气汤调补脾胃以治其本，药证相符，故能获得较好的疗效。[魏文浩. 姜良

铎教授应用升阳益胃汤举隅. 河南中医，2011，31（1）：88］

案7　头痛（段富津医案）

吴某某，女，51岁。常头痛，以后头部及两侧头痛为主，现已1年有余，伴有昏晕沉重。胸闷气短，时时心烦喜怒，周身不适，舌淡苔白微黄，脉缓滑。处方：白参 15g，黄芪 25g，焦白术 15g，茯苓 20g，半夏 15g，陈皮 15g，羌活 15g，川芎 15g，蔓荆子 15g，防风 15g，柴胡 15g，酒芍 15g，黄连 6g。水煎服。

原按　此案为湿郁头痛，湿属阴邪，其性重滞，故见昏晕沉重，《素问·生气通天论》曰："因于湿，首如裹。"湿阻气机，则胸闷。方中去掉善于下行之独活，加入上行祛风湿又善治头痛之蔓荆子。观其舌苔微黄，是为湿郁化热之象，故仍然保留黄连。［梁雪，孔菲，段富津. 段富津教授运用升阳益胃汤举隅. 中医药信息，2008，25（4）：47］

方剂速记歌诀

升阳益胃参术芪，黄连半夏草陈皮；
苓泻防风羌独活，柴胡白芍姜枣随。

五积散 29

【来源】

五积散见于宋《太平惠民和剂局方·伤寒门》，但文献考察发现唐《仙授理伤续断秘方》亦载有五积散，比较两书中药味、药量、服用方法等基本相同，故认为五积散应来自《仙授理伤续断秘方》。可能因《太平惠民和剂局方》记载较为详细故后人多以此书沿用。汪昂称其为“解表温中除湿之剂，去痰消痞调经之方”，归入表里之剂。本方主治气、血、饮、食、痰五种病邪的郁积，因以五积散命名，为宋元以来历代医家常用的名方之一。

【组成】

白芷　川芎　甘草（炙）　茯苓（去皮）　当归（去芦）　肉桂（去粗皮）　芍药　半夏（汤洗七次）各三两　陈皮（去白）　枳壳（去瓤，炒）　麻黄（去根、节）各六两　苍术（米泔浸，去皮）二十四两　干姜四两　桔梗（去芦头）十二两　厚朴（去粗皮）四两

【用法】

上除肉桂、枳壳二味别为粗末外，一十三味同为粗末，慢火炒令色转，摊冷，次入桂、枳壳末令匀。每服三钱，水一盏半，入生姜三片，煎至一中盏，去滓，稍热服。

【功效】

调中顺气，除风冷，化痰饮。

【主治】

治脾胃宿冷，腹胁胀痛，胸膈停痰，呕逆恶心；或外感风寒，内伤生冷，心腹痞闷，头目昏痛，肩背拘急，肢体怠惰，寒热往来，饮食不进；及妇人血气不调，心腹撮痛，经候不调，或闭不通，并宜服之。

加减法：如冷气奔冲，心、胁、脐、腹胀满刺痛，反胃呕吐，泄利清谷，痃癖癥瘕，膀胱小肠气痛，即入煨生姜三片、盐少许同煎。

如伤寒时疫，头痛体疼，恶风发热，项背强痛，入葱白三寸、豉七粒同煎。若但觉恶寒，或身不甚热，肢体拘急，或手足厥冷，即入炒茱萸七粒、盐少许同煎。如寒热不调，咳嗽喘满，入枣煎服。妇人难产，入醋一合同煎服之。并不拘时候。

【方解】

本方重用苍术以为君，辅以麻姜为之臣，苍术用量独重，气味苦温辛烈，其苦燥之质能燥湿运脾，其辛烈之性则有助发汗，《本草备要》谓能“燥胃强脾，发汗除湿，能升发胃中阳气，止吐泻，逐痰水，消肿满，辟恶气”，故为君药。麻黄辛温，入肺经，助苍术发汗解表；干姜辛热，入脾胃之经，能温中祛寒，以助苍术温散寒湿；桔梗苦辛而平，《本经》谓“主胸胁痛如刀刺，腹满”，一方面能助麻黄以宣肺解表，另一方面亦能助术、姜治疗因寒凝所致之腹痛，故三者共为臣药。白芷辛温，助麻黄解表散寒；半夏、陈皮、茯苓、厚朴、枳壳助苍术利气、祛湿、除满；肉桂辛热，助干姜以温里祛寒，以上共为佐药。当归、芍药、川芎引诸药入血分，以除血分之寒湿，且有活血止痛之功，炙甘草调和诸药，以上共为使药。

【临床应用提要】

五积致病广泛，症状繁杂，根据中医八纲分析，本方适用于阴证、寒证、实证、表里证及寒实证，其适应症可以归纳为如下几点：

（1）胃内停滞寒饮宿食，胃痛，或呕吐，脘腹胀满，或胃有振水音，腰膝有冷感者。

（2）脘腹挛急痛，疝气上冲，或冷气攻冲，呕吐，欲食不能下，上热下冷，或四肢厥冷者。

（3）妇人血气不调，月经不匀，或痛经，白带下，腰以下冷痛，脉沉迟者。

（4）妇人难产，或胎死腹中，或胞衣不下，腹痛，恶露不绝，伴有寒证、实证色脉者。

（5）咳嗽气喘，动悸迫促，胸内苦闷痞塞，喉间痰涎壅塞，伴有肩背臂痛，腰股挛急痛，脉沉实有力者。

（6）风寒湿痹，筋骨痛，跌打宿伤，腰膂冷痛，脚气脚膝拘挛疼痛，疝气腹中冷痛，或遇冷则发病，腰脚冷感者。

（7）感冒风寒，恶寒头痛，不发热，全身疼痛，胸闷，咳嗽气逆，或腹痛，脉实无汗者。[叶桔泉. 我对五积散的经验和体会. 中医杂志，1964（6）：34]

【临床应用】

案 1　慢性肾炎急性发作（蒲辅周医案）

董某某，女，22 岁，学生，1973 年 9 月 22 日入北京某医院。全身浮肿两个月，头晕、纳呆、恶心、腰痛、尿少 3 天而入院。1965 年患过急性肾炎，此次诊为慢性肾炎急性发作，经中西医积极治疗于 1974 年 3 月以后肾炎基本好转。但于同年 2 月 9 日起反复出现周期性发热，每次高热连续 7～10 天，最高达 41.2℃，一般在 38～39℃。一天中体温高峰也无定时，有时早晨最高，有时中午最高，发热期间一天中间体温也可降至正常。发热时伴有腰及双膝痛较甚，两腿发沉、发酸，无力，恶心纳差，食后上腹痛，口苦心烦，心慌气短，手足心热，汗出以脸部及上半身为多，偶见头痛、咽痛等症。两次发热间隔约 13～16 天。1974 年 3 月起患倒经，周期性鼻腔出血而无月经，经用吴茱萸粉调醋敷贴脚心后，于 6 月起鼻衄基本已止，而行月经。发热有在月经前后出现，亦有发热同时又来月经。实验室检查：白细胞及血小板正常，血沉 1 小时末 101～130mm。两次查血未找到狼疮细胞及血寄生虫。谷丙转氨酶：210U/L，其他肝功阴性。波状热血清凝集试验：第一次玻片法 1:50 凝集，试管法 1:40 可凝集；第二次玻片法 1:40 凝集，试管法 1:20 凝集。布氏杆菌皮内试验：12 小时（±），24 小时基本消退。血培养阴性。X 线胸片及消化道造影均（–）。骨髓穿刺检查大致正常。用多种抗生素按波状热治疗，未见明显疗效。中医曾用清热解毒等法，后改为发作时用达原饮加味，不发热时先用补中益气汤，后又改为参芪知柏麦味地黄汤加味，虽发热程度较前有些减轻，但仍有周期性发热。

1974 年 8 月 7 日请蒲老会诊。诊时病人发热，体温 39℃，头痛，腰膝关节痛，多汗，纳呆，恶心，脉弦数，舌正边红，苔黄白腻。蒲老意见：结合脉症，起病前又有受寒受湿的经过，分析病因、病史，由受寒湿引起。经过治疗肾炎虽有好转，但寒湿之邪仍未去净，并有化热的趋势。现正当暑天，治慢性病有困难，按病人病情，应用五积散合二妙丸加泽泻、木瓜、牛膝、生苡仁，共为粗末，每包 1 两，每天纱布包煎 1～2 包，因近来天气较热，不能用上方，待气候凉爽后再用。目前阶段宜用下方：茵陈 9g，青蒿 6g，泽泻 3g，苍术 6g，黄柏 3g，生苡仁 12g，牛膝 3g，木瓜 3g，荷叶 6g，神曲 6g。嘱服 1 个月后，再服五积散加味方。

8 月 13 日：病人近来已不发热，诸症减轻。尿酚红试验：两小时排泄总量 65%。尿常规：蛋白微量，无红细胞及管型。血清肥达氏反应（–），继服上药。

8 月 19 日：11 天来未再发热，血、尿、大便、胆汁培养均无细菌生长，胆汁常规检无异常。自觉症状除感轻度腿软及腰痛外，一般情况好转，继服上药。

8 月 31 日：从 8 月 26 日开始，每晚又发热在 37.6℃以下，仅 28 日晚上 38.5℃，伴腰酸及膝肘关节痛。昨天起热又退。脉沉细，舌正苔薄黄，仍服前方。

9 月 5 日：药后将近 1 月，这次发热间隔 19 天，发热 4 天，高峰为 38.5℃，只 1～2 小时便降，余均在 37.6℃以下，病情大为好转。发热时仍伴有关节痛及腰痛。但无明显纳减，也无心悸、气短等症。蒲老意见：按原来方针，每天用五积散 2 包，纱布包煎，加黄柏 2.1g，泽泻 3g，木瓜 3g，牛膝 3g，生苡仁 6g，共煎 2 次，总量约 400～500ml，分 3 次服，可连服 1 个月。

9 月 17 日：近来体温一直正常，有时头痛、腰酸痛、关节痛，夜间觉下肢浮肿，晨起即消。近来查心电图正常。脉舌无变化，原方继服。

9 月 28 日：近来已 30 天未发热，情况良好，尚有腰膝酸痛，夜间四肢胀，其他无不适。原方继服，加木瓜丸早晚各服一丸。

10 月 8 日：除仍有轻度腰腿痛外，已 40 天未发热。复查尿常规及胆固醇均正常，血沉 1 小时末 25mm。脉沉细，舌正苔微黄。由于木瓜丸缺药，仍用原方继服。

10 月 21 日：仍有腰腿痛。复查血沉 1 小时末 10mm。已 50 余天未发热，继服前方，巩固疗效。

10 月 26 日：前 3 天去某医院会诊认为：根据发病经过及实验室检查所见：波状热诊断，目前尚难成立。理由：1. 患病以后第一阶段主要是肾病综合征表现，原因待查：过敏？自身免疫性疾病？2. 血象：白细胞偏高，波状热一般正常或减少。3. 波状热凝集反应，两次滴度无明显升高且下降，殊难解释。4.发热时虽伴有出汗，但胃纳极差，此与波状热常见症状不符合。建议作波状热补体结合试验，进一步确诊。

11 月 29 日：近来去某医院作波状热补体结合试验，结果阴性。病人情况良好，已 3 个多月未发热而出院。

原按 本例特点，蒲老对此病不是只看到高热这个现象，单纯盲目地去退热，而是对病人的主要临床表现及病史脉症，作了全面具体的分析综合。根据矛盾规律作出判断，认为寒湿化热是主要矛盾。又结合季节气候的客观情况，先予清热利湿，病情好转。立秋后，则寒湿是疾病的本质，是主要矛盾，而蕴热是标，是次要矛盾，遂以散寒除湿为主兼清蕴热为辅而告痊愈。[马骏. 蒲辅周治疗“周期性发热”一例报告. 安徽医学，1977，(2)：61–62]

案 2 寒实痹痛（叶桔泉医案）

某某，男性，年 40 余，泥水工人。左腰股痛，时发时止，已有数年。据称因跌伤臀部而起，初痛尚轻微，后因修理码头，入水受冻，腰痛转重，曾在某医院诊为坐骨神经痛，治以针灸、电疗，均能当时见效，但仍有发作。近来腰腹疼痛，卧床不起。诊见病人身体结实，面色苍白，蜷卧床上，头痛，胸闷，不思食，有轻微咳嗽，肢体疼痛，恶寒怕冷，下肢冷，腰腹挛痛，喜热熨，转侧困难，按其腹结实拘挛，大便 3 日不下。诊脉滑实而紧，舌苔白腻且厚。归纳其症状，既有表证，又有里证，病情属于寒证、实证，予五积散加生姜、葱白为引药，1 剂见效，2 剂大便自下，腰腹痛著减，后略事加减数剂治愈。[叶桔泉. 我对五积散的经验和体会. 中医杂志，1964（6）：34]

案 3　月经不调（叶桔泉医案）

一农村妇女，年约 20 岁许。自诉结婚年余，未曾生育，婚前月经正常，近 5 个月来，月经期间腰痛，腹痛，月经量少色黑，有瘀块。诊其脉沉迟小滑，舌苔微白，二便正常，腰以下冷，即使在睡卧中亦两脚不温，时发转筋，每于月经来潮前五六天，即开始下腹胀痛，腰痛，下肢痛，甚则上冲呕吐，头昏目黑。先予桂枝茯苓丸方加味治之，效果不著，后以五积散加桃仁、红花，效验立显。嗣以原方，嘱于每次经期前服数剂（用剉散剂，每剂约 1 两，1 日 2 次煎服），历 3 月而治愈。[叶桔泉. 我对五积散的经验和体会. 中医杂志，1964（6）：34]

案 4　喘息（叶桔泉医案）

江苏吴江一农民，男性，年约 30 岁左右，素来体格健壮。自某年秋在田间遭受暴风雨之淋袭以后，即常发喘息咳嗽，遇冷即发，时发时愈，已有二三年。笔者因抗战期间，避乱于该乡，适彼又发病，症见咳嗽喘促，痰多泡沫，喉间如水鸡声，胸闷不能平卧，头痛，肩痛，腰背痛，两目似突，苦闷欲绝，并见头上有汗，而两足冰冷，诊其脉沉弦而紧，舌苔白腻。发病当日，不食，不大便。时为发病第二天，因予处方五积散，以麻黄、桔梗、陈皮、半夏等为君药，服药 1 剂，喘咳大减，续服 2 剂，病去大半，嗣后，配制丸剂继续服用，即不闻再发。[叶桔泉. 我对五积散的经验和体会. 中医杂志，1964（6）：34]

案 5　吐涎沫（文日新医案）

1980 年 3 月 9 日，治一周姓男孩，年 15 岁。其父代诉：患儿时唾涎沫，已历 5 年。其所服药皆理中、吴萸、六君之类，病情不减。余思温中补益皆投，不可再蹈前辙，查其面色淡黄，舌淡红，苔润白，脉象沉滑，唾涎清稀，出汗少，怯风寒。平日喜饮冷水，兼生冷食物杂进。此乃陈寒内伏于中，困痹犯肺，寒饮上泛之证，宜温化寒饮，疏通表里。嘱服五积散丸，日 2 次，每次 10g，葱姜汤送服。服药到 1980 年 4 月中旬，吐涎沫大减，继服原方 1 月，唾涎止，形寒怯冷诸症消失，食欲增进，随访 5 年无复发。

随后又治一女性，唐某，18 岁，唾涎沫已 8 年，诸药杂进，疗效不显，亦投五积散丸，连服 2 月余而愈。方书论及理中、吴萸、六君子汤治吐涎喜唾，论之甚详，若药证相符，治愈不难。五积散宣肺温脾，通达内外，善治寒饮冷积之吐涎喜唾，用之得法，有如桴鼓之效。[文日新. 五积散治验三则. 湖南中医学院学报，1987,（2）: 35]

案 6　外感高热（洪广祥医案）

张某，女，57 岁，于 2008 年 6 月 24 日首诊。自诉 10 天前感冒后出现发热，体温≥39.0℃，稍咳，在省某三甲医院住院，查胸片、血常规、血培养、血肥达氏反应等检查均无异常，经抗生素治疗 1 周热不退而求助于中医。

症见：高热无汗，先恶寒后发热，恶寒甚则热势高，午后热势明显，稍咳痰少，口干但不多饮，纳呆倦怠，恶心，呕吐痰涎，头昏寐差，舌质暗红、苔白厚腻微黄，脉浮弦细滑。诊断：中医：外感发热；西医：发热原因待查。辨证为：寒湿郁遏，卫表不和。治法：温散寒湿、顺气化痰、和解透表，方用五积散合小柴胡汤出入：生麻黄 10g，桂枝 10g，白芷 10g，干姜 10g，苍术 10g，厚朴 10g，陈皮 10g，法半夏 10g，生甘草 6g，桔梗 10g，枳壳 10g，川芎 10g，白芍 10g，北柴胡 15g，黄芩 10g。7 剂，水煎服，日 1 剂。

7 月 1 日复诊：病人热势已挫，近 2 天最高体温为 37.5℃，夜晚明显，怯寒，厚腻苔明显减退，脉沉细。目前为余邪未清，而寒湿伤阳征象明显，拟继以温散寒湿，兼顾护阳气为法，守上方去黄芩，加生黄芪 30g、熟附子 10g、常山 10g。7 剂，水煎服，日 1 剂。

三诊：病人诉服上药 2 天后发热完全消退，但畏寒怯冷、动则汗出等症状明显，虽夏日仍着衣 3 件，神疲乏力，舌质暗红、苔白腻微黄，脉沉细。现以正虚为主，阳气不足，故治以温阳护卫汤，或合黄连温胆汤，或合芪附汤、甘麦大枣汤，或合理中汤调治 1 月而愈。

原按　外感风寒发热证，只要及时温宣、温散，往往能很快汗出热退身凉。

但若治疗不当，或调护失宜，如过用苦寒清热之品、大量静脉输液及使用抗生素、或贪凉饮冷等，则寒邪难除，且易生湿、生痰、成瘀、伤气、伤阳、化热等，产生各种变症。洪师反复告诫：凡遇发热类病证切忌按西医观念认为“炎症”所致而恣意使用苦寒清热解毒之品。本例高热并恶寒、脉浮属外感发热证无疑，治遵“治肺不远温”，通过“温宣、温散、温化”达到了祛邪退热的目的，通过“温补”达到了扶正固本的目的。

五积散，具有较强的发表温里、理气化痰作用，用于治疗外感风寒、内伤生冷的发热疗效肯定。汪昂还谓本方具有去痰消痞调经之功用。温阳护卫汤为洪师针对气阳虚弱、易反复感冒病证而创制的经验方，由玉屏风散合桂枝汤加补骨脂、胡芦巴组成，具有温阳益气、调和营卫、振奋真元之效，从而达到增强机体御邪和抗敏能力的目的。正如《温病条辨·上焦篇》四九条所言：“寒湿伤阳，形寒脉缓，舌淡，或白滑不渴，经络拘束，桂枝姜附汤主之。”[张元兵，王丽华. 洪广祥“治肺不远温”理论及临证验案. 江西中医药，2009，(11)：14-15]

方剂速记歌诀

五积散治五般积，麻黄苍芷归芍芎；
枳桔桂姜甘茯朴，陈皮半夏加姜葱；
除桂枳陈余略炒，熟料尤增温散功；
温中解表祛寒湿，散痞调经用各充。

小续命汤 30

【来源】

小续命汤最早记载见于汉魏两晋时期著名医家陈延之的《小品方》。因该方治疗中风效果显著，被当时众医奉为“诸汤之最要”。后由孙思邈收入《备急千金要方》，并确定其功用为：扶正祛风，主治外中风之口眼歪斜，筋脉拘急，半身不遂等症。该方治疗中风病在唐宋以前颇为广泛，其重要性也是勿庸置疑的，如《备急千金要方·诸风》就把小续命汤放在治风剂之首，并列有续命汤类方数首，王焘《外台秘要》亦如此排列。显示出小续命汤在唐宋以前治疗中风病的重要地位。

【组成】

甘草　麻黄　防己　人参　桂枝　黄芩　川芎　杏仁　芍药各一两　防风一两半　生姜五两　附子大者一枚炮

【用法】

上十一物，以水九升，煮取三升。分三服，甚良。不差更服三四剂必佳。取汗随人风轻重虚实也。有人脚弱服此方，至六七剂得差。有风疹家，天阴节变辄服之，以防瘖瘂也。

【功效】

温经通阳，祛风扶正。

【主治】

治卒中风欲死，身体缓急，口目不正，舌强不能语，奄奄惚惚，精神闷乱，诸风服之皆验，不令人虚方。

【方解】

方中用麻黄、桂枝、防风、防己祛风逐湿，以开其表；又邪壅于外，则里气不宣，故郁而化热，当以杏仁利之，黄芩清之；而邪之所凑，其气必虚，故以人参、甘草益气而调中；白芍、川芎护营和血；用附子既可补药之力，又能济麻黄以行其表；姜、枣为引者，以调和营卫。

【临床应用提要】

《灵枢·五变篇》："肉不坚，腠理疏，则善病风。"人体正气衰弱，风邪挟寒外袭所致，由于正气不足，腠理疏松，风寒之邪长驱直入，直达经络，属真中风。小续命汤功能温经通阳，扶正祛风，可用于西医脑出血、脑血栓形成、脑栓塞、蛛网膜下腔出血、高血压脑病等。

临床见症：风邪中经，筋脉拘急，半身不遂，口眼㖞斜，语言謇涩，头痛项强，或神志闷乱等。舌淡苔薄腻，舌体强硬或短缩、颤动。脉浮迟或浮缓。

【临床应用】

案1　脑血栓（李可医案）

孙某，男，60岁。2007年1月22日初诊。30年前诊为原发性高血压（低压偏高，持续在100～110mmHg）、脑动脉硬化。20年前的一天夜里，突然被惊醒，醒时就发现自己右半身的上下肢在不停地抖动，大约抖动了十几下就停下来，间隔半分钟又抖动，如此反复了3次，随后右半身瘫痪，确诊为脑血栓形成。经过中西医治疗，有所恢复但右半身仍行动不便，入冬以来，眩晕加重，手指麻木，膝软，舌质略暗，苔白滑，脉涩无力。证属劳倦内伤，诸虚百损，中风久延，大气不运，元阳难于敷布，痰湿瘀浊阻塞三焦。头面、印堂灰暗，殊非佳兆，为防突变，力挽颓势，拟小续命汤法衍变方：北芪 250g，麻黄 10g，制黑附片 45～200g（逐日叠加 10g），当归、桂枝各 45g，辽细辛 45g，川芎、干姜各 90g，红参（另炖）、灵脂各 30g，桃红各 10g，僵蚕 10g，地龙 45g，生南星 10g，生半夏 45g，生姜 45g，清全蝎、大蜈蚣各 6 条，小白花蛇 1 条（研冲服），黑小豆 30g，大枣 25 枚，黑木耳 45g，白芥子炒研 10g。加水 6 斤，文火煮 2 小时，去渣，再煎浓缩至 500ml，3 次分服。

二诊：服 1 剂，药后 20 分钟，患侧肢体出现痒麻如触电，甚则肌肉突突跳动。3 剂后，泻下恶臭稀便，倍感轻松。15 剂后，走路姿势已有好转，如原来右腿每迈步时必有后撅，而今已无此动作了。附子加至 165g 时，周身有麻木触电感，故减去 10g，守方续服。

三诊：服 1 个月后，右脚掌已能用力迈步了，效不更方，继服 1 个月。［王耀顼，曹健. 李可治疗中风经验. 湖北中医杂志，2015，37（1）：31］

案 2　中风（颜乾麟医案）

包某某，男，62 岁。2009 年 4 月 7 日初诊。病人既往有高血压病史十余年，曾有中风史。头颅 MRI 提示：双侧额顶叶、侧脑室旁、基底节及脑干多发缺血梗塞灶。现症见：左下肢乏力，但略可抬高，平卧时也能翻身，左手活动功能下降，右侧手足瘫痪，大便不畅，入夜难寐，脉细缓，舌红苔薄白。证属气虚血瘀。治以益气活血，化瘀通络。方以小续命汤加味。

药用：生麻黄 6g，桂枝 5g，细辛 3g，防风 10g，防已 10g，杏仁 9g，黄芩 6g，党参 9g，熟附子 6g，川芎 9g，鹿角 10g，肉苁蓉 15g，菟丝子 10g，赤芍 15g，白芍 15g，当归 10g，厚朴 10g，炙甘草 5g。

二诊：服上方近 1 月后，左下肢已能活动，右下肢也有所恢复，胃纳一般，大便仍不畅，口干不明显，痰少，舌红苔薄黄，脉小弦。即以原方去当归，加炙黄芪 15g，龟板胶 10g，治疗近 3 个月后两下肢乏力症状较前明显改善，左下肢已能起步，右侧手足亦能稍微活动，大便通畅，其他症状也递次减轻。

原按　该病人年过六旬，正气日虚，风邪趁虚侵袭脉道，血脉经络受阻，血液日渐滞行成瘀，阻塞脉道，“瘀血不去，新血不生”，不能通荣四肢肌肉，则肢体牵掣疼痛；中风之后上盛下虚，虚阳上亢，相火不能复位，肾阳亏虚于下，不能温润肠道，常辅以温助肾阳之品，以期上下同调，顺畅气机。故尊师用小续命汤祛风活血通络的同时酌加温阳益肾的鹿角、肉苁蓉、菟丝子，温肾益精，暖腰润肠。后加炙黄芪、龟板胶以取益气滋阴，固本清源收效。[陈丽娟，李青卿，颜乾麟．颜乾麟教授治疗中风半身不遂经验拾萃．贵阳中医学院学报，2010，32（2）：14]

案3　原发性高血压（彭培初医案）

某某，男，68岁，1999年3月3日因头昏重胀时发5年，加重1周入院。检查：血压165/105mmHg。眼底检查：动脉硬化2级。胸片示左心室扩大，甘油三酯2.0mmol/L，舌质淡红，边有齿痕，苔薄白，脉沉弦。诊断：原发性高血压。停服西药，改用小续命汤加减：羌活、独活各9g，桂枝9g，麻黄9g，赤芍9g，防风12g，防己12g，附子9g，栀子9g，白术9g，川芎9g，茯苓12g，黄芩9g，莪术 12g，水蛭 9g，车前子 12g。2剂后症状即逐渐减轻，头痛消失，血压120/70mmHg，住院25天，血压稳定出院。

原按　原发性高血压属中医学头风、眩晕范畴，其病机归纳起来不外风、火、痰、虚四个方面，其中以风为先，故以小续命汤治之。方中羌活、独活、防风、防己祛风湿，通经络；麻黄、桂枝宣肺散邪，寒盛佐以附子，热盛佐以黄芩；川芎、赤芍养血活血；白术、茯苓健脾化湿；三棱、莪术、水蛭祛瘀通络。临床观察，本方的降压效果较好。[要全保，陈敏．彭培初运用小续命汤治疗急重症经验举要．山东中医杂志，2010，29（7）：490]

方剂速记歌诀

小续命汤桂附芎，麻杏参芍姜防风；
黄芩防己兼甘草，六经风中此方通。

宣痹汤 31

【来源】

宣痹汤方出吴鞠通《温病条辨·中焦篇·湿温》。

【组成】

防己五钱　杏仁五钱　滑石五钱　连翘三钱　山栀三钱　薏苡五钱　半夏（醋炒）三钱　晚蚕沙三钱　赤小豆皮三钱（赤小豆乃五谷中之赤小豆，味酸肉赤，凉水浸取皮用。非药肆中赤小豆，药肆中之赤小豆乃广中野豆，赤皮蒂黑肉黄，不入药者也）

【用法】

水八杯，煮取三杯，分温三服。痛甚者加片子姜黄二钱，海桐皮三钱。

【功效】

清利湿热，宣通经络。

【主治】

湿聚热蒸，蕴于经络，寒战热炽，骨骱烦疼，舌色灰滞，面目痿黄。《内经》云："风寒湿三气杂至，合而为痹也。"

【方解】

本方所治是因湿热郁于经络而成之热痹。湿热之邪，痹阻经络，故治宜清利湿热，宣通经络。方中防己辛寒入肺，宣通上焦，透热外出发散水气，味苦入脾，湿燥脾健以运中焦，苦寒入膀胱，导热下行而利小便，疏利三焦水湿且长于走经络而宣痹止痛，故以之为主药。以杏仁宣肺利气发散水气，以晚蚕沙、薏苡仁健脾和中，除湿行痹，通利关节，半夏燥湿化浊，以连翘、栀子、滑石、赤小豆清热利湿共为辅佐之品。诸药合用，有宣通三焦、清热利湿、宣痹止痛之功效。

【临床应用提要】

（1）本方为治疗湿热痹证之常用方。以骨节烦痛、小便短赤，舌苔黄腻为临床选方用药之着眼点。如痛甚可加姜黄、海桐皮、桑枝等，以加强通络止痛之效。

（2）本方合二妙散（黄柏、苍术）用治湿热下注之腰腿疼或风湿性关节炎伴有全身发热、关节红肿热痛等症。

【临床应用】

案 1　热痹（盛国荣医案）

林某某，男，34 岁，职员。1976 年就诊。病人面色潮红，形体壮实，发热恶风，口渴，右侧膝关节红肿，行动困难已 6 天。心烦不眠，大便秘结，小便短赤，舌质红，苔黄而干，脉弦数。乃湿热内蕴，邪从热化。体检：体温 38℃，血压 140/85mmHg。血常规：血红蛋白 130g/L，红细胞 5.0×10^{12}/L，白细胞 9.0×10^{9}/L，中性粒细胞 0.66，淋巴细胞 0.30，大单核 0.04，魏氏凝固带 1～5（+），6～8（±），9～10（－），血沉 85mm/小时。西医诊断：急性风湿性关节炎。中医辨证：热痹。

治法：清热泻火佐以疏风祛湿。拟《温病条辨》宣痹汤加减：防己 10g，蚕沙 16g，赤小豆 20g，滑石 20g，连翘 10g，山栀 20g，生石膏 30g，桑枝 20g，防风 6g，黄芩 10g，知母 10g。水煎服，日服 1 剂。连服 4 剂热退，右侧膝关节红肿疼痛亦见减轻。继用蠲痹汤加减：秦艽 10g，独活 6g，忍冬藤 20g，当归 10g，桑枝 20g，鸡血藤 16g，川芎 10g，牛膝 14g，萆薢 10g，薏仁 30g。水煎服，每日

1 剂。配合小活络丹。调理 1 个月而获愈。[盛国荣. 痹证论治. 福建中医药，1981，(2)：3]

案 2　黄疸（谢兆丰医案）

顾某，女，28 岁。1978 年 7 月 13 日诊。1 周来自觉全身酸楚，四肢乏力，胸闷恶心，恶寒发热，初按感冒治疗 3 天，寒热不解，体温 37℃，饮食减少，右胁疼痛，腹胀厌油腻，巩膜、皮肤轻度黄染，溲赤便干，苔白腻根微黄，脉弦稍数。尿化验：胆红素（+++）。肝功检查：黄疸指数 12，谷丙转氨酶 160u/L，麝浊 16，脑絮（+）。证属黄疸。治以利湿消黄、兼解表邪。投宣痹汤加减：杏仁、滑石、连翘、防已、山栀、制半夏、晚蚕沙各 10g，苡仁、茵陈、车前子各 15g，麻黄 5g，赤小豆 30g。水煎服，日 1 剂。另用肝炎冲剂、板蓝根冲剂，每次各 1 包，日服 2 次，交替服。服药 5 剂，体温正常，黄疸渐退。宗原方去麻黄，连服 25 剂，黄疸消除，诸症若失，肝功正常。

原按　本例黄疸初起，寒热身酸，形似感冒，为外有表寒，里有湿热之证，故予清热利湿药中，加入麻黄以解表邪，使湿热之邪从内外而解。[谢兆丰. 宣痹汤的临床妙用. 吉林中医药，1990，(4)：29]

案 3　黄带（谢兆丰医案）

唐某，女，45 岁，1978 年 7 月 24 日诊。病人 3 个月来，带下如淋，色黄质黏稠，气味臭秽，阴部瘙痒，伴有心烦，口苦，精神不振，腰酸、溲赤，舌苔薄黄而腻，脉细滑。妇检：宫颈糜烂，滴虫性阴道炎。证属湿热下注。法当利湿清热止带。方用宣痹汤加味：防己、杏仁、滑石、连翘、山栀、半夏、晚蚕沙、黄柏、墓头回各 10g，龙胆草 6g，苡仁、赤小豆各 20g。另配外洗方：蛇床子、槟榔、黄柏、苦参、枯矾各 10g，每日煎水熏洗 2 次。共服药 12 剂，带下已除。

原按　本例带下，色黄质稠，其味秽臭，证属黄带，属湿热为患。故用清热利湿的宣痹汤加龙胆草、黄柏以增强清利下焦湿热之力，药切病机，而收速效。[谢兆丰. 宣痹汤的临床妙用. 吉林中医药，1990，(4)：29]

案 4　风水浮肿（谢兆丰医案）

陈某，女，18 岁，1982 年 5 月 7 日就诊。1 周来，发热身痛，无汗，眼睑浮肿，继则遍及颜面及下肢，晨起较甚，伴有咳嗽，纳呆，舌质红，苔薄腻，脉浮数。体温 38.5℃，血压 120/75mmHg。尿常规：蛋白（++），红细胞少许，颗粒管型少许。X 线透视：肺纹理增粗。乃风邪犯肺、通调失司、卫气壅遏所致。治以疏风解表、宣肺利水。用宣痹汤加减：防己、杏仁、滑石、连翘、山栀、半夏、晚蚕沙各 10g，麻黄、生姜皮各 5g，苡仁 20g，赤小豆 30g。先后调服 17 剂，汗出肿消。后以胃苓汤加减，巩固疗效。

原按　本例乃风邪犯肺，肺气不得宣发，通调失司而发病。故以宣痹汤宣通化湿、健脾利水，佐加麻黄、姜皮行解表宣肺、祛风消肿之力。后以胃苓汤在将愈之际、邪祛正虚之时，健脾利水，标本兼顾。[谢兆丰. 宣痹汤的临床妙用. 吉林中医药，1990，(4)：29]

案 5　风湿热痹（谢兆丰医案）

宋某，男，32 岁，1983 年 7 月 18 日诊。患风湿性关节炎 1 年余，近又发作。腕、膝、踝关节红肿热痛，活动疼痛加剧，步履艰难，体温 38℃，心烦，纳呆，溲赤便干，舌红苔薄黄，脉濡数。实验室检查：白细胞 11.0×10^9/L，血沉 36mm/小时，抗“O”500 以上，心率快。证属风湿热痹，治以祛风除湿，清热通络。用宣痹汤加减：防己、滑石、连翘、山栀、半夏、晚蚕沙、苍术、黄柏、牛膝、川芎各 10g，苡仁、赤小豆各 20g。服药 5 剂后，发热已退，关节肿痛大减。守原方每日 1 剂，继进 35 剂而愈。血沉、白细胞计数、抗“O”均正常。

原按　《素问》云：“其热者，阳气多，阴气少，病气胜，阳遭阴，故为痹热。”本患原有经络气血瘀阻之宿疾，复感风寒湿邪，郁而化热，流注关节肌肉所致。故以宣痹汤去杏仁，加三妙、川芎，服之俾风湿热邪悉除而病愈。[谢兆丰. 宣痹汤的临床妙用. 吉林中医药，1990，(4)：29]

案 6　痛经（赵崇学医案）

崔某，女，34 岁，已婚，干部，1985 年 4 月 13 日初诊。患痛经 3 年，每届经期，全身胀痛，有“每条血管都充满血液而失流动”之感，继之经来，血行不畅，腹中作痛，经血畅流痛即减。曾在某某医院多次检查、化验，未见异常，经多方治疗，效果不佳。病人面色灰滞，如涂垢脂，眼睑微肿，目眶色暗，肌肤干涩，口干，舌燥，但不欲饮，胸闷脘胀，纳谷不馨，大便干燥，然稍进泻剂，则腹泻不止；脉濡弦，舌暗红，苔厚腻，色稍黄。性素急躁易怒，病情每因情志不畅而加重。初诊为肝气不畅，气滞血瘀，治以柴胡疏肝散加味，10余剂后，痛经如前。又以当归龙荟丸，泻肝火，行气血，通大便。翌日，大便泻，日四五行。泻后精神倦怠，不思饮食，因嘱停药。2周后，病人复诊。述其病情，谓痛经之症，不限于腹，并以周身疼痛为著，余恍然有悟，窃谓此乃气血痹阻于经络，经络痹阻，累及冲、任，乃致腹痛。又思其面垢，眼睑浮肿，口干不欲饮，胸闷脘胀，纳谷不馨，大便干但服泻剂即泻不止，脉濡舌腻皆湿阻之兆。乃断此病经络湿阻为本，冲、任血滞为标，治当宣通经络湿痹，湿痹开而血自畅，血畅则痛经自止。处宣痹汤加味：杏仁10g，苡仁15g，栀子10g，半夏10g，晚蚕沙10g，防己10g，通草10g，片姜黄10g，海桐皮10g。

上方服5剂，精神明显好转，纳谷大增，大便稍润，又服5剂，月经来潮，经行甚畅，周身肢节、腹中均无疼痛。又服10剂，半年后随访，月经来时，再无疼痛，肌肤亦渐润泽，面色亦转红润，大便通调。

原按 此例痛经，其特点在先见周身痹痛，继之经来腹痛。而服理气活血药竟无效应，且肌肤干涩，口干舌燥，纳谷不馨，胸闷脘胀，大便干结，然口舌虽干不欲饮水，大便曾结而服下剂则泻不止，又脉濡、舌腻，此乃湿阻经络，气化失常，故现干燥之象；湿阻经络，气血受阻，冲任不利，故经来腹痛。其本在经络湿阻，其标在冲任血滞，投宣痹汤治本，则周身气血流畅，冲任之血行自畅，而痛经自除。诸般燥证亦随之而解。[赵崇学. 宣痹汤之临床应用. 北京中医杂志，1989，(2)：32]

案7　隐性冠心病（赵崇学医案）

任某某，女，43岁，已婚，干部，1984年3月6日初诊。病人头面、四肢浮肿，胸闷、短气6年。2周前，因生气而加重。6年前，病人头面、四肢突然浮肿，在某医院治疗后减轻（但未确诊）。此后，每逢劳累、生气，即浮肿、胸闷、气短。用利尿药则症状减轻。1984 年元月在某大医院作系统检查，肝功、尿常规、肌酐、尿素氮、血脂等未见异常；白细胞 6.2×10^{12}/L，中性粒细胞 0.75，淋巴细胞 0.24，红细胞 4.1×10^{12}/L，血红蛋白 83g/L，血小板 85×10^{9}/L，心电图提示冠状动脉供血不良。超声心动图报告：主动脉内径：24mm。左房内径：26mm。右室内径：12mm。右室流出道：26mm。室间隔厚度：12mm。搏动幅度：8mm。二尖瓣曲线：形态 M 型。搏动幅度：30mm。左室内径：收缩末期：40mm。舒张末期：50mm。左室后壁厚度：22mm。搏动幅度：8mm。主动脉呈弓型改变。上升速度等于下降速度。诊为“隐性冠心病”。

初诊时，头面、四肢浮肿，胸闷，气短，汗出不畅，汗出则舒，纳谷不馨，小便黄，脉濡，稍数，舌质暗红，苔腻略黄，诊为湿痹，证属湿热阻滞经络，肝气失于条达。治宜清化湿热、宣通经络，疏肝理气，方用“宣痹汤加减”：杏仁 10g，苡仁 20g，防己 10g，通草 6g，晚蚕沙 15g，片姜黄 10g，泽泻 6g，桔梗 10g，前胡 10g，柴胡 10g，黄芩 10g，白蒺藜 15g。服 3 剂后，汗出较畅，身感轻松，又服 5 剂，汗出自然，精神明显好转，又服 5 剂后，改为隔日 1 剂，直服至 5 月 23 日。服药期间，浮肿未作，胸闷、气短亦消失。5 月 24 日又去某大医院做超声心动图，报告如下：左室内径：收缩末期：30mm。舒张末期：36mm。左室后壁厚度：13mm。搏动幅度：10mm。除左室后壁增厚外，其他各项基本正常。又以上方改为散剂，每日 10g，水煎 100ml，分 2 次温服。1984 年 11 月 11 日再度做超声心动图：左室后壁厚度：12mm。搏动幅度：6mm。“隐性冠心病”基本治愈。

原按 本例以浮肿、胸闷、汗出不畅为主证，而以汗出则舒为辨证要点。盖浮肿、胸闷为湿，汗出不畅表明经络痹阻，汗出则舒表明宣通脉络，症可减轻，宜选用化湿通络之法。又以病情每因生气加重，故又辨其肝气不畅。用宣痹汤加减，经络湿化，气初通畅，故汗出津津。浮肿随之消退，胸阳得舒，故胸闷、气短亦除。超声心动检查亦明显好转。[赵崇学. 宣痹汤之临床应用. 北京中医杂志，1989，(2)：32-33]

方剂速记歌诀

宣痹滑苡豆防己，蚕沙杏翘夏栀齐；

利湿清热祛风痛，风湿热痹肢痛医。

益气聪明汤 32

【来源】

益气聪明汤，初见于李东垣的学生罗谦甫所编《东垣先生试效方》。

【组成】

黄芪 甘草各半两 人参半两 升麻 葛根各三钱 蔓荆子一钱半 芍药一钱 黄柏一钱（酒制，锉，炒黄）

【用法】

上㕮咀，每服秤三钱，水二盏，煎至一盏，去滓，热服，临卧近五更再煎服之。得睡更妙。

【功效】

益气健脾，升提中气，滋阴泻火。

【主治】

饮食不节，劳役形体，脾胃不足，得内障耳鸣，或多年目昏暗，视物不能。此药能令目扩大，久服无内外障、耳鸣耳聋之患，又令精神过倍，元气自益，身轻体健，耳目聪明。

加减法：如烦闷或有热，渐加黄柏，春夏加之，盛暑夏月倍之，如脾胃虚去之，有热者少用之。如旧有热，麻木，或热上壅头目，三两服之后，其热皆除。治老人腰以下沉重疼痛如神。此药久服，令人上重，乃有精神，两足轻浮，不知高下。若如此，空心服之，或少加黄柏，轻浮自减。若治倒睫，去黄柏、芍药及忌烟火酸物。

【方解】

方中人参、黄芪、甘草甘温益气健脾；葛根、炙升麻轻扬升发以鼓舞胃气上行，杭白芍酸寒养阴柔肝，配黄柏既可泻火坚阴，又防葛根、升麻升发太过；蔓荆子清利头目，善治头沉昏闷。诸药合用则中气充足，清阳上升，浊阴得降，九窍通利，耳聪目明。

【临床应用提要】

（1）气虚　疲乏是最主要的表现。多数病人诉说容易疲劳，不能坚持长时间的脑力或体力劳动，劳累后，头晕等症状加重。有些病人终日乏力，呵欠频频，总想躺下。有些病人气短，面色不华，舌淡胖，脉软弱无力。部分病例兼有脾胃虚弱而纳少、便溏。

（2）清阳不升　头目上窍失养，见头晕、耳鸣、耳聋、眼花、视力减退等症。其中头晕最常见，多数表现为头脑不清醒，昏昏沉沉，反应慢，思维较迟钝，注意力不易集中，记忆力差。有的病人则感到周围物体在晃动，如坐舟车，甚者觉天旋地转，墙倒屋倾，闭目不敢动弹。部分病例兼肝阳上亢，头胀、头痛、脉弦，或兼痰浊上扰，而见苔腻，呕吐等。

（3）本证与髓海不足证的鉴别　髓海不足者的某些症状与清阳不升相似，区别主要有以下三点：①肾主骨生髓，故髓海不足之根源在于肾亏，见症以下元不足为主，如腰膝酸软、行走不便等；上气不足证没有这些症状。②髓海为有形之质，其盈亏变化缓慢，当出现髓海不足症状时，多为持续性；而气属无形，变动不止，故上气不足之证临床表现时轻时重，或为阵发。③有形之髓海不足难以骤填，故收效甚慢；无形之上气不足可以速补，故收效较快。[吴敦序. 金寿山教授治疗上气不足证的经验. 上海中医药杂志，1982，(5)：22]

【临床应用】

案 1　眩晕（张琪医案）

某某，女，48 岁，2012 年 7 月初诊。主诉：头晕目眩 2 个月余。病人平素操劳。现症：头晕目眩，神疲乏力，耳鸣，面色㿠白，舌润，苔薄白，脉沉弱。中医诊断：眩晕，辨证为脾肾气虚，治宜益气升阳，兼以补肾平肝。给予益气补脾升阳，兼补肾之剂，采用益气聪明汤加减，处方：党参 20g，黄芪 30g，升麻 15g，蔓荆子 15g，葛根 15g，黄柏 10g，白芍 15g，川芎 15g，当归 15g，熟地黄 20g，山茱萸 20g，枸杞子 20g，五味子 15g，天麻 15g，甘草 15g。每日 1 剂，水煎服。服药 7 剂，病人头晕目眩明显减轻，全身有力。继服 14 剂，痊愈。

原按 本例病人以头晕目眩、神疲乏力为主症，病机为气虚清阳不升。《黄帝内经》曰："上气不足，脑为之不满，耳为之苦鸣，头为之苦倾，目为之眩。"张老认为：眩晕多于中年后发病，与阴气自半、肝肾阴虚、肝阳偏亢密切相关。益气聪明汤为气虚不足眩晕之首选方，故张老选用此方，并辅以熟地黄、枸杞子、山茱萸、天麻等补肾平肝之品。[周生花. 国医大师张琪教授临证运用东垣代表方剂经验. 中医研究，2014，27（10）：40–41]

案 2　眩晕（金寿山医案）

乃某某，女，35 岁。1980 年 12 月 4 日初诊：经常头晕如坐舟车已 3 个月，伴左侧头痛，左耳有时暴聋，有时耳鸣，视力减退，疲乏无力，脉弦，舌淡、苔薄。脑电阻图提示：椎动脉供血不足，左侧尤甚。证属清阳不升，浊阴上逆。治以升清降浊。

生黄芪 15g 太子参 15g 升麻 6g 葛根 12g 炙甘草 4.5g 怀小麦 30g 大枣 5 枚 黄柏 6g 泽泻 20g 赤白芍（各）12g。7 剂。

12 月 11 日二诊：头晕、头痛均明显好转，耳鸣也减，仍乏力，睡眠较好，脉弦，舌红。用原方，黄芪改为 20g，服 14 剂。12 月 25 日三诊：精神已振，仅偶有轻微头晕、头痛与耳鸣，脉软，苔润。用 11 日方加蔓荆子 10g，服 14 剂，以巩固疗效。[吴敦序. 金寿山教授治疗上气不足证的经验. 上海中医药杂志，1982，（5）：22]

案 3　暂时性脑缺血导致阵发性肢体发麻（王祖雄医案）

刘某某，女，54 岁。1992 年 6 月 17 日初诊。右上肢肢体发麻已半年，近 3 天阵发性加剧。西医诊断为"暂时性脑缺血发作"，曾住院治疗输入甘露醇，氟美松等药物，每次输液即缓解，停药即发。现右上肢发麻每日10余次，每次历时达数分钟，并有眩晕、心悸、失眠、气急、双脚僵硬等症，自觉口干口苦、纳差、肢体发冷，舌红淡苔薄腻而干，脉虚弱无力。证属清阳不升气阴两虚兼阳亢，治宜益气滋阴潜阳。

方用益气聪明汤合天麻钩藤饮：黄芪、茯苓、杜仲、桑寄生、石决明、生龙牡各 15g，泡参、生白芍、蔓荆、天麻、夜交藤、益母草、怀牛膝、山栀、夏枯草各 9g，黄柏、升麻、葛根、钩藤、黄芩、甘草各 6g，5 剂。

服药后未见明显好转，咽痛口干更甚，并增牙疼、头痛等。考虑因近日暑热较甚，气阴两虚兼夹暑热，拟原方去天麻钩藤饮合李氏清暑益气汤加减：黄芪 15g，泡参、葛根、苍术、白术、泽泻、麦冬各 9g，升麻、黄柏、青陈皮、建曲、当归、五味、甘草各 6g，4 剂。

服完药后肢体发麻、牙疼咽痛、口干已明显减轻，但仍眩晕、失眠，并有腹胀，舌淡红苔黄腻，脉无力。法拟益气养阴清利湿热为治，方用益气聪明汤合平胃散加味：黄芪 20g，泡参、炒白芍、蔓荆、炒白术、藿香、陈皮各 9g，升麻、葛根、黄柏、苍术、厚朴各 6g，苡仁 20g，炙甘草 3g，4 剂。服药完后，肢体发麻已未再作，余症均减，仍以原方善后，随访 1 年未见发作。

原按 本病始终以益气聪明汤为主益气升阳养阴为治，虽二诊时因考虑暑热外因加用李氏清暑益气汤，但仍是在益气聪明汤升阳益气养阴的基础上加强养阴兼以清热除湿，并能相得益彰，故能治愈顽固的肢体发麻症。［谭学林. 王祖雄应用益气聪明汤验案举隅. 中医杂志，1994，35（2）：83–84］

案 4 耳鸣（连建伟医案）

孙某某，男，33 岁，宁波博洋控股有限公司管理人员。

首诊：2011 年 12 月 16 日，左耳鸣，右关虚大，舌苔薄腻，舌质红。拟李氏法。21 剂。方药：太子参 20g，生黄芪 25g，炒白术 10g，炙甘草 5g，陈皮 6g，当归 10g，升麻 6g，葛根 10g，黄柏 6g，炒白芍 12g，蔓荆子 10g。

二诊：2012 年 1 月 6 日，左耳鸣好转复作，右关虚大，舌苔薄，拟守方主之。28 剂。方药：太子参 20g，生黄芪 25g，炒白术 10g，炙甘草 5g，陈皮 6g，当归10g，升麻6g，葛根10g，黄柏10g，炒白芍12g，蔓荆子10g。

三诊：2012年5月18日，二诊服药后，左耳鸣已消失，但近1周又作，右关虚大，舌苔薄，再守李氏法。21剂。方药：太子参20g，生黄芪25g，炒白术10g，炙甘草5g，陈皮6g，当归10g，升麻6g，葛根10g，黄柏6g，炒白芍12g，蔓荆子10g，大枣20g。

四诊：2013年4月19日，左耳鸣已1年不发，因工作繁忙，应酬频繁，近日又作，右关虚大，左关弦，左尺虚浮，舌苔薄腻，拟李氏法。守2011年12月16日方，加石菖蒲6g，灵磁石20g，焦神曲12g。21剂。方药：太子参20g，生黄芪25g，炒白术10g，炙甘草5g，陈皮6g，当归10g，升麻6g，葛根10g，黄柏6g，炒白芍12g，蔓荆子10g，石菖蒲6g，灵磁石20g，焦神曲12g。

以后随访，又在当地配服28剂，耳鸣得愈，未再复发。[黄平，张璐. 连建伟教授治疗耳鸣经验. 2014，12（10）：26]

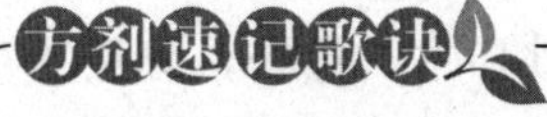

益气聪明汤蔓荆，升葛参芪黄柏并；
再加芍药炙甘草，耳聋目障服之清。

滋肾通关丸33

【来源】

滋肾通关丸，又名滋肾丸、通关丸，出自李东垣《兰室秘藏·小便淋闭门》。

【组成】

黄柏（去皮，锉，酒洗，焙）　知母（锉，酒洗，焙干）以上各一两　肉桂五分

【用法】

上为细末，熟水为丸，如梧桐子大。每服一百丸，空心，白汤下，顿两足，令药易下行也。如小便利，前阴中如刀刺痛，当有恶物下为验。

【功效】

清热泻火，滋阴化气。

【主治】

不渴而小便闭，热在下焦血分也。

【方解】

方中黄柏味苦性寒，入肾与膀胱经，其性沉降下行，为泻肾家之火、清下焦湿热的良品。《珍珠囊》云："黄柏之用有六：泻膀胱龙火，一也；利小便结，二也；除下焦湿肿，三也；痢疾先见血，四也；脐中痛，五也；补肾不足，壮骨髓，六也。"《药品化义》谓其"专泻肾与膀胱之火"。知母甘苦而寒，入肺、

胃、肾经，亦具清热泻火之功，李杲谓其“泻无根之肾火”。两药合用，用量俱重，泻下焦邪火之力更著。诚如《医学发明》所云：“上二味，气味俱阴，以同肾气，故能补肾而泻下焦火也。”又知母味甘，质地柔润，能滋阴润燥，既防热邪伤阴，又防苦燥伤阴，肉桂辛热，火之属也，故能假之以反佐。可使邪去而正安。

【临床应用提要】

用治肾虚蒸热，脚膝无力，阴痿阴汗，冲脉上冲而喘，及下焦邪热，口不渴，而小便秘等症。主治条文，下焦邪热口不渴，七字当着眼。注家多释不渴为热在血分，须知方名滋肾，条文明注下焦，此方固不仅为血分设。五苓口渴用桂，此方不渴用桂，学者当比拟互参，而求其所以然之故也。李东垣认为渴而小便闭涩不利是邪热在上焦气分，当用清肺饮子，不渴而小便闭是热在下焦血分，当用通关丸。至于通关丸知柏与肉桂寒热并用，主要是取知柏大苦大寒以泻肾火，少用肉桂以助气化，从而达到通利小便的作用。

【临床应用】

案1　尿道综合征（李孔定医案）

周某，女，44岁。1997年11月6日初诊。2年前病人无明显原因出现尿频、尿急、尿痛之症，服三金片、氟哌酸等药物好转而停药。后因进食羊肉，前述症状复作，继服前药无效，症状逐渐加重，小便不畅，时有烧灼疼痛，并牵扯小腹拘急疼痛，自觉尿道口似有物堵塞，整日行坐不安，严重影响工作和生活。曾在市中心医院多次治疗，先后用抗生素口服、静注，并外擦百多邦、环丙沙星等软膏，症状均无改善。反复查尿常规、尿培养及阴道分泌物检查均未见异常。妇科检查：见尿道口充血、水肿，无新生物。西医诊为“女性尿道综合征”，欲切除尿道口肿胀组织以减轻症状，病人惧手术而前来求治于业师。

症见小便频数，量少不畅，烧灼状疼痛，小腹胀痛，伴腰骶酸痛，阵作潮热，汗出，口渴欲饮，大便干结，数日一行。舌黯红，苔白少津，脉沉细。1年前已绝经。证属下焦湿热伤阴，兼肝肾不足，水不涵木，肝阳上亢。法当清热养阴，利尿通淋，滋补肝肾，平肝潜阳，业师以通关丸加减：

药用黄柏 30g，小茴香 15g，知母 30g，沙参 30g，寄生 50g，女贞子 30g，石决明 30g，郁李仁 15g，赤芍 50g，芦根 30g，甘草 10g。3 剂后，小便畅通，次数明显减少，尿道口肿胀感及尿道灼痛减轻，大便转润。2 日一行。舌上津回。久病初效，不宜改弦更张。仍守前法，原方去郁李仁、石决明。继进 3 剂，药后小便频急、灼痛之症得解，尿道口组织转为正常，仅感腰骶酸胀。舌淡红，苔白。脉细。遵吴鞠通“去邪务尽，善后务细”之原则。以二诊方去小茴香之温燥，加橘核 15g 行气，黄芪 30g，白术 15g 益气扶正。继服 5 剂，诸恙悉除。

原按 本例为小便不利，尿道口组织肿胀，犹如《难经·关格论》云：“关则不得小便。”业师以通关丸加减治疗。取黄柏苦寒，善泻下焦之火，合知母滋阴清热；小茴香行气通阳化气，辅以滋肾平肝、养阴利尿、活血缓急之品，使肾气充，气化行。湿热清，而小便利，愈顽疾于转瞬。［谭亚萍. 李孔定运用通关丸经验举隅. 中医函授通讯，1999，18（5）：11–12］

案 2 阳痿（李兴如医案）

刘某，男，31 岁，汽车司机。已婚。住四川省宣汉县南坝乡。初诊时间：1983 年 9 月 14 日。

自述阳痿不育 3 年。3 年来曾四处求医，经西医检查无性器官器质性病变。曾服大量补肾壮阳之剂及血肉有情之品如狗肾、虫草、鹿茸、龟胶等，但未见好转，反觉头重痛，呕恶，不思饮食。经他人介绍，来我处就诊。

刻诊：面色萎黄，头晕而胀，腰膝痠软，阳痿不育。口微干而苦，脉数有力，舌红苔黄腻。此为湿热内蕴，宗筋驰缓之证。治以清热化湿，方用滋肾通关丸加味。

药用：黄柏 60g 知母 15g 肉桂 3g 泽泻 20g 苍术 20g 白术 20g 怀山药 30g

服此方 15 剂，口苦消失，脉舌正常，余症亦衰减。此时湿热已除，遂投六味地黄丸加减，共服 2 月而病愈。1 年后妻怀孕并顺产 1 子。［陈昌文. 李兴如老中医用滋肾通关丸治疗男科病的经验. 成都中医学院学报 1992，1（1）：32］

案 3　梦遗（李兴如医案）

邵某，男，25 岁，工人，未婚。住四川省宣汉县昆池乡。初诊时间：1982 年 5 月 16 日。自述夜夜遗精已连续 8 日，曾经当地医院采用金锁固精丸及西药（药物不详）治疗，但无好转，而前来就诊。

刻诊：频频梦遗，精神疲惫，头晕目眩，心烦失眠，食欲降低。舌质正常，苔黄白相兼，脉滑而芤。此为相火亢妄，心肾不交之证。治以泻火坚阴，佐以收敛固涩。予滋肾通关丸加味。

药用：知母 15g，黄柏 40g，肉桂 5g，生龙骨 20g，生牡蛎 20g。此方连服 3 剂而病情好转；继以此方加莲子、金樱子各 15g 再服 3 剂而愈。［陈昌文. 李兴如老中医用滋肾通关丸治疗男科病的经验. 成都中医学院学报，1992，1（1）：32］

案 4　前列腺增生（张琪医案）

史某，男，71 岁，离休干部。1999 年 4 月 17 日初诊。病人宿患前列腺增生病史 20 余年，小便排出不畅，因病人同时患有高血压病、冠心病、糖尿病，不适于手术，所以一直采用保守治疗，症状减轻不明显。近 1 月以来小便不通，点滴而下，小腹胀痛难忍，尿常规：WBC30～40/HP。西医诊断为前列腺增生合并尿路感染。终日导尿，病人痛苦不堪，曾静脉滴注多种抗生素无明显疗效；服清热解毒、利尿通淋之中药八正散之类 20 余剂，效亦不显。经人介绍，求治于张老。

病人自觉小便滞涩不畅，尿道灼热不适，小腹以及会阴部坠胀疼痛，腰部酸痛乏力，大便秘结 2～3 日一行，舌质红，脉弦滑而稍数。中医诊断为癃闭，辨证为肾阳衰微，下元虚寒，湿热瘀瘀，阻塞水道。治以调补肾中阴阳，清热利湿法。方用滋肾通关丸合八味肾气丸加清热利湿之品。

处方：熟地 25g，山茱萸 15g，山药 15g，茯苓 15g，丹皮 15g，泽泻 15g，黄柏 15g，知母 15g，肉桂 10g，附子 10g，瞿麦 20g，萹蓄 20g，车前 20g，石韦 15g，大黄 10g，桃仁 15g，甘草 15g。水煎，日 1 剂，早晚温服。

服药 21 剂，不需导尿，小便可以自行排出，但仍不甚通畅，尿道灼热基本消失，腰酸痛，小腹及会阴胀痛大减，大便日一行，但排不爽，尿常规：WBC8～10/HP。嘱继服此方。病人再服 14 剂，尿常规恢复正常，排尿基本通畅，但仍有尿频，尿等待，尿线细，尿分叉现象，偶尔觉小腹及会阴部坠胀，大便 1 日 1 次，排出顺利。舌质紫，脉沉弦。此为热邪已去，湿浊痰瘀阻滞下焦，导致水道不畅。治以补肾助阳，化瘀利湿。

处方：知母 15g，黄柏 15g，肉桂 10g，附子 10g，熟地 25g，山茱萸 15g，山药 15g，茯苓 15g，丹皮 15g，泽泻 15g，三棱 15g，莪术 15g，桃仁 15g，土鳖虫 5g，瞿麦 20g，萹蓄 20g，橘核 15g，荔枝核 15g，川楝子 15g，小茴香 15g。水煎，日 1 剂，早晚温服。

病人连续 11 次复诊，以上方加减化裁，共服药 80 余剂，诸症消除，前列腺检查质地变软，体积缩小，基本不影响排尿，病人不仅小便恢复正常，而且体力明显增加，随访 1 年，状态稳定，无复发，从而治愈。[孙元莹，郭茂松，姜德友. 张琪教授治疗慢性前列腺炎及增生经验撷菁. 江苏中医药，2005，26（9）：5]

案 5　慢性前列腺炎（叶景华医案）

陈某，男，36 岁，2002 年 6 月 25 日初诊。病人有慢性前列腺炎病史 8 年余，时有发作，多方治疗无明显效果。刻诊：尿道涩痛，每于尿后和大便后有少许白色分泌物流出；小腹部、会阴部以及睾丸冷痛坠胀，腰膝酸软；倦怠乏力，头晕耳鸣，性欲减退，夜寐多梦，梦遗早泄，畏寒肢冷，虽时值初夏仍穿毛衣，得温则诸症有所减轻；舌淡、苔白，脉沉无力。前列腺液检查：WBC60～70 个/HP，卵磷脂小体少量。辨证：肾阳不足，膀胱湿热，久病必瘀；治则：温阳利湿，清热化瘀解毒。方用滋肾通关丸和附子败酱散加减：黄柏 15g，知母 15g，肉桂（后下）3g，附子（先煎）10g，薏苡仁 30g，败酱草 50g，蒲公英 30g，竹叶 15g，瞿麦 15g，熟地黄 20g，山萸肉 15g，山药 15g，川楝子 15g，橘核 15g，胡芦巴 15g，芡实 15g，金樱子 20g，甘草 5g。14 剂。每日 1 剂，水煎，早晚温服。

二诊（7 月 10 日）：尿道症状明显减轻，小腹会阴部不适大减，夜寐改善，畏寒明显减轻，梦遗早泄有所好转。前列腺液检查：WBC10～15/HP，卵磷脂小体（+）。继服前方 14 剂。病人先后复诊 7 次，共服药 60 余剂，前列腺液检查恢复正常，无明显不适。

原按　慢性前列腺炎归属“精浊”、“白浊”、“淋浊”等范畴。其病机主要是湿热蕴结、瘀血阻滞于下焦，长期迁延不愈，导致肝肾亏虚，形成虚实夹杂的难治性病证。叶老强调辨清虚实是本病治疗关键。[孙建明. 叶景华运用滋肾通关丸治疗泌尿系统疾病经验. 上海中医药杂志，2009，43（4）：2]

案6　癃闭（任继学医案）

闫某，女，67岁。于2002年12月22日初诊。病人半月前因一氧化碳中毒后，出现小便闭塞，点滴不出。当地医院予导尿及多方诊治，终未获效。诊见：导尿管依然留置，小便不能自排，少腹胀满而痛，口不渴，颜面色暗，纳可寐差，大便略干，舌淡红、苔少而滑，脉弦细。诊断：癃闭。证属上虚失制，膀胱不能气化，治拟开窍豁痰，通阳化气。方用滋肾通关丸合宣阳汤加减。

处方：通草25g（煎汤代水），知母、黄柏、肉桂、石菖蒲、威灵仙、地肤子各15g，乌药、竹叶各10g，蝼蛄、蟋蟀各1只。2剂，每剂煎取600ml，早晚饭后分服。外用葱熨法：麝香0.1g，葱白（烧）1条，炒胡盐、商陆粉各3g。2剂，每次1剂，共捣为饼，敷脐，上盖热水袋。

二诊：自述服1剂后，数小时即有尿意，病人为试药效，自拔取导尿管，随即有小便排出。2剂后，无须尿管小便通利如常。仅大便略干，余症皆消，舌淡红、苔薄白，脉沉弱无力。为巩固疗效，改方为：党参、威灵仙、地肤子、乌药、黄柏、知母、石菖蒲、肉苁蓉各15g，肉桂10g。2剂，服法同上。

原按　任老认为此例癃闭病机有二：①一氧化碳中毒致元神受累，脑窍不利，神机失灵，上不能制下，下不能应上，出现下窍开合不利；②病人已属老年，坎中真阳已渐衰，阳气虚弱，则水必不利。故治疗拟通阳利水开窍的内治法，同时结合外治法以助开窍和泄闭。方选滋肾通关丸及宣阳汤。

滋肾通关丸出自李东垣《兰室秘藏》，为治疗癃闭的一首良方。药仅3味，方中肉桂辛甘大热，气厚纯阳，入肾之血分，补命门相火之不足，肾中真阳得补，则膀胱气化得复；黄柏、知母2味，相须而行，下润肾燥而滋阴，肾之阴阳同时得补，则膀胱气化自然通利。宣阳汤为张锡纯《医学衷中参西录》中治疗癃闭的验方。方中威灵仙气味辛咸，“辛泄气，咸泄水，其性善走，能宣疏五脏，通行十二经络”（《本草备要》），为宣通气机的佳品；地肤子入膀胱，补阴利水；石菖蒲芳香而散，能通利九窍；通草煎汤代水，通窍利水；乌药辛温香窜，上入脾、肺，下通肾经，病之属气者皆可用，能通利上、中、下三焦气机，助膀胱气化；蝼蛄味咸性寒，为利水通便佳品；蟋蟀性微温，味辛咸，不仅有较强的利尿作用，且有温肾壮阳之功。蝼蛄、蟋蟀利水功用较峻，因此，二诊小便既通，2 药则去，以免伤正。综观内服方，既有通窍之功，又具化气利水之能，证法药相符，故能 1 剂应效。同时结合脐疗法，药选滑利润下之品，又佐以辛温芳香，使药性透过皮毛，内达脏腑，使气机通畅，窍开尿通，常用药以商陆、胡盐利小便，麝香、葱白透达，验之临床，每每奏效。[任玺洁，张志强. 任继学教授验案 3 则. 新中医，2003，35（4）：9]

案 7　肾功能不全（张镜人医案）

朱某某，男，29 岁。病人自幼有雷诺氏现象，手指、手背等处时见暗红色皮疹。1980 年 5 月，面部出现皮损，伴发热，关节酸痛，经检查诊断为系统性红斑狼疮。一年以后发现肝功能异常、蛋白尿、高血压等，一直以中西医结合治疗。1983 年 2 月中旬因突然吐泻，以后尿量减少，浮肿，腹胀，肾功能损害，在本地服西药利尿，及中药大黄导泻，症情得到暂时缓解。不久又尿量日渐减少，腹胀不能平卧，肾功能损害越来越明显而转入我院。查面目下肢浮肿，腹部膨隆，腹水征阳性，血压 186/120mmHg，尿常规：蛋白（++～+++），红细胞（+～+++），白细胞（5～8）/HP，并见颗粒管型。肾功能检查：肌酐 566umol/L，尿素氮 32mmol/L。数日后复查肌酐升至 645umol/L，尿素氮 39mmol/L。治疗一方面给予西药利尿、降压、小剂量激素等处理，同时辨证施治。病人面色苍白少华，皮肤干燥不润，畏寒，倦怠，乏力，脉细，舌暗淡。证属脾肾虚衰，气血亏损，湿浊困聚，拟予益气养血和营，理气分利泄浊之剂，选用生晒参、炒当归、赤白芍、白术、黑大豆、蚕沙、六月雪、益母草、大腹皮、陈葫芦、泽泻、炒枳壳、滋肾通关丸等，并配合中药灌肠。治疗 1 个月后，症情好转，浮肿渐退，腹部膨隆亦消，面色转红润，畏寒已除，能下床自由活动。查肾功能：肌酐 314～354umol/L，尿素氮 17.6～18.7mmol/L，尿常规：蛋白（++），红细胞（+），白细胞（2～4）/HP。症情逐渐控制而出院。[张镜人，石蕴玉. 泄浊法治疗慢性肾功能不全

的体会. 中国医药学报，1987，2（6）：38］

方剂速记歌诀

滋肾通关桂柏知，溺癃不渴下焦医；
大补阴丸除肉桂，地龟猪髓合之宜。

三两三 34

【来源】

据宋孝志先生说，“三两三”是民间医生秘传镇宅之宝，无创作者和书籍流传于世，19 世纪 30 年代民间医生袁国华先生在湖南宜章执业，与宋孝志先生性情相投，交往年余，因其年已古稀，没有著作，也不带徒，因恐家中密传良方失传，把“三两三”口传心授于宋先生。也有学者提出“三两三”出自河北名医宋向元先生。其源流所述不一，但是可以肯定，“三两三”多为民间秘方，一般掌握于铃医手中，草药医掌握的更多，其方剂大多都属于“各承家技，秘而不传”。

1962 年宋孝志先生将其所继承袁国华先生的“三两三”经验整理刊载于《广东中医》，传下 4 首“三两三”验方。其后高齐民在继承总结宋孝志先生经验的基础上，据宋孝志先生口述又记录下 4 首未经临床广泛验证的“三两三’验方。此后近代诸多医家在此基础上化裁变通，将“三两三”经验广泛用于多种疑难杂症的治疗，临床疗效满意。

疼痛三两三

【组成】

全当归一两　川芎一两　金银花一两　穿山甲三钱　三七三分

【用法】

此药将酒一碗，水两碗，合煎取一碗半，分 2 次温服。服第 1 次约经 4 小时后，伤者必然大便，若便中带血不必惊讶，继续二煎服下，次日必渐能行动，再将原方配服 1 剂，静养 2～3 天即可。

【功效】

通经脉，活气血。

【主治】

风寒湿痹。

【方解】

方中当归甘温而润，辛香善走，能补血行血；川芎辛温香窜，走而不守，《本草求真》有云：“养血行血无如当归，行血散血无如川芎”，二药合用，用量均大，功效倍矣。又用忍冬藤通经脉、调气血；穿山甲活血化瘀、搜风通络，通行十二经，引药直达病所，三七通脉行瘀、活血止痛，诸药相伍，共奏和血祛风、通络蠲痹之功。

【临床应用提要】

张炳厚教授用此方加用桂枝解肌祛风、温通经络；白芍和血敛阴，一收一散，使表邪得解，里气得和，即为疼痛三两三。并重用黄芪，不在补气而在通阳，黄芪升阳通阳，走而不守，尤能通达卫阳而固表，兼能利水消肿，与当归配伍旺气生血，固表御邪。全方共奏行气活血，通络止痛之功，治疗瘀血阻滞型的各种疼痛，尤其是风寒湿痹、胸痹，如风湿、类风湿性关节炎、冠心病心绞痛等，症见肢体关节疼痛酸胀、痉挛麻木、厥冷僵硬、手足沉重、屈伸不利者，或胸闷心痛者。风气胜者，首选防风祛风；寒气胜者，筋骨拘挛，疼痛尤甚，加用附子、川乌、草乌、干姜温经散寒；湿气胜者，重用白术健脾以祛湿痹而行津液；关节屈伸不利甚者加炙麻黄、炒白芥子；治疗各种痹证多加白花蛇、全蝎、蜈蚣、地龙、水蛭等虫蚁药。胸痹者去穿山甲、桂枝、白芍，易忍冬藤为鸡血藤。[段昱方，赵文景. 张炳厚教授应用三两三的经验. 中华中医药学刊，2011，29（7）：1476]

【临床应用】

案 1　痹证（张炳厚医案）

某某，女，37 岁，职员，2008 年 11 月 6 日初诊。5 年前产后于室外劳作，遂开始出现双手指关节、腰背及髋关节酸胀疼痛，畏寒肢冷，逐年加重，劳累及受凉后疼痛加剧，伴关节僵硬、活动不利。平素经行腹冷痛，量少色黯有血块。查类风湿因子阴性，血沉 54mm/小时，间断服用非甾体类消炎药。舌淡红，苔薄白，脉沉弦滑。西医诊断：关节痛原因待查；中医诊断：痹证。辨证：气血两虚，风寒湿痹；治法：益气和血，通络蠲痹；方药：生黄芪 50g，全当归 30g，大川芎 30g，鸡血藤 30g，青风藤 20g，海风藤 20g，炒山甲 10g，炙甘草 15g，血竭面 6g，制乳没各 10g，川桂枝 10g，杭白芍 15g，全蝎 3 条，蜈蚣 3 条。7 剂，水煎服，日 1 剂。白花蛇 1 条另煎兑服。嘱：避风寒、慎劳作。

2008 年 11 月 13 日二诊：病人服药 1 周后，双手、腰背及髋关节疼痛明显减轻，小腿胫前疼痛，尿黄，夜半咽干。舌苔白中微黄，脉细滑。守方如前，加川怀牛膝各 10g，生熟地各 20g。14 剂，煎服方法如前。

2008 年 12 月 11 日三诊：服用上方 1 月，病人诸症基本缓解。嘱其继服上方，巩固疗效。

原按　病人起病于产后劳作，为气血亏虚之时，风寒湿邪乘虚而入，留于经脉，发为痹证。虽为风寒湿痹，但缘为产后中风，加之病程日久，故重在血虚，实为血痹。《内经》提出“血虚风扰，风血相搏”为痹证的发病机理，故治疗上老师以益气和血为先，取“治风先治血，血行风自灭”之意，应用血分药多、量大的疼痛三两三加减，益气养血和血，通络蠲痹止痛。加青风藤、海风藤，取以藤达络之意；易忍冬藤为鸡血藤，同时加制乳没加强活血化瘀之功效。风寒湿痹最易久痹不已，内舍肝肾，肾不主骨，肝不养筋，故肝肾阴虚者常见，复诊时加入滋补肝肾之生、熟地以收功。[段昱方，赵文景. 张炳厚教授应用三两三的经验. 中华中医药学刊，2011，29（7）：1477]

案 2　胸痹（张炳厚医案）

某某，男，72 岁，退休干部，2009 年 12 月 21 日初诊。病人冠心病史 3 年，半年前行冠状动脉旁路移植术，术后仍感胸闷阵作，痛有定处，劳累及休息时均有发作，伴心悸气短，夜半咽干，手足心热，头晕目眩，动则喘乏，大便秘结。心电图：窦性心律，ST–T 改变。舌淡黯有瘀斑，苔少欠津，脉弦细。西医诊断：冠心病，心绞痛；中医诊断：胸痹。辨证：气阴两虚，心脉瘀阻；治法：益气养阴，活血通脉；方药：生黄芪 30g，潞党参 30g，全当归 30g，大川芎 30g，鸡血藤 30g，三七面（冲）3g 冲，润元参 30g，全瓜蒌 30g，炙甘草 15g，制乳没各 10g，炒川楝 10g，醋元胡 10g，制水蛭 3g，酥土元 3g。7 剂，水煎服，日 1 剂。嘱：注意休息，避免劳累、紧张、激动、饱食。

2010 年 1 月 4 日二诊：服上药 2 周后，病人胸闷胸痛未作，乏力气短减轻，夜半咽干好转，气力增加，精神改善，舌淡暗有瘀斑，苔少，脉弦细。继用前方，加紫丹参 30g。2010 年 3 月 18 日三诊：服上方 2 月余，病人胸闷胸痛未作。心电图：窦性心律 ST–T 改变较前明显改善。嘱上方长期服用。

原按　本例病人属恶化劳力加自发性心绞痛，病人患病日久，耗气伤阴，久病入络，气虚血瘀，阻于心脉。证以发作性胸痛，痛有定处当以血瘀为主；其心悸气短，头晕目眩，动则喘乏，为气虚之候；夜半咽干，手足心热，大便秘结为阴虚之象，故辨证为气阴两虚，心脉痹阻。方中三两三活血化瘀，共为君药；黄芪、党参补中益气，配元参、瓜蒌育阴软坚，共奏益气养阴之功；乳香、没药、水蛭、土元活血逐瘀；元胡、川楝合为金铃子散，行气止痛共为佐药。全方益气养阴，活血通脉，瘀血得祛，心脉得通故获临床佳效。［段昱方，赵文景．张炳厚教授应用三两三的经验．中华中医药学刊，2011，29（7）：1477］

方剂速记歌诀

归芎银花各一两，山甲三钱七三分；
活血通络止痹痛，轻重相伍道理深。

疮疡三两三

【组成】

生黄芪一两　金银花一两　全当归一两　生甘草三钱　蜈蚣三分

【用法】

上药用水适量，煎取二杯，分二次温服。

【功效】

养气血，解毒。

【主治】

疮疡，肌肉风湿，风疹。

【方解】

《神农本草经》曰："黄芪主治痈疽，久败疮，排脓止痛，大风癞疾。"《本草纲目》云："金银花治一切风湿气及诸肿毒。"《日华子本草》曰："当归治一切风，一切血，补一切劳。"《名医别录》又云："当归主湿痹。"配以甘草通经脉，利血，坚筋骨，长肌肉；再以蜈蚣善走祛风，兼可攻毒，主治丹毒瘰疮瘰疬。诸药相合托疮、祛风、除湿、解毒、利血、生肌，标本兼顾，用于迁延日久之疮疹，颇具殊功。《汤液本草》云："甘草消疮与黄芪同功"，甘草配金银花增强清热解毒之力，与当归之活血祛瘀生新相伍，颇有四妙勇安之意，同时甘草能缓和蜈蚣之毒性。蜈蚣辛温走窜，领黄芪、当归、金银花入于络脉，并能以毒攻毒，辛散结气，其药性峻猛，并有小毒，以三分入药，画龙点睛。此外黄芪、甘草宜生用，不宜炙用，炙则纯属内补，排毒之力转微。

【临床应用提要】

周平安教授用此方治疗顽固性热病。周老认为顽固性热病在病理上“壮火食气”与“气虚发热”的“气火”是统一的，火与元气不两立，因此在热性病实证中要抓其气虚的一面，而在热性病虚证中则注意寻找兼夹之实邪。顽固性发热疾病病机均为虚实夹杂，其气血亏虚为本，而气滞、痰凝、血瘀、湿热等为标，故“三两三”方可予通治，而黄芪为必用之药。[王玉光，杨效华. 周平安教授应用“三两三”治疗顽固性热病的经验. 中国中医急症，2002，11（1）：38]

【临床应用】

案 1　老年疱疹样天疱疮（房定亚医案）

陈某，男，80 岁，2000 年 7 月 19 日就诊。病人从 1999 年 10 月开始不明原因出现双上肢大水疱样皮损及红色斑疹，瘙痒明显，大水疱内含浆液，疱破溃后留有色素沉着，逐渐增多，向全身浸淫，遂求诊于某医院，经实验室检查及皮损病理检查确诊为“疱疹样天疱疮”，住院治疗 1 月，症状好转出院，出院后间断服用强的松、雷公藤多甙等药物治疗，仍时有加重。4 个月前在某私人诊所服用中草药后症状日益加重，疱疹波及头面部。

症见：全身密集水疱，直径 2～6mm，部分水疱溃破并感染，形成黄色结痂，有腐臭味，水疱周围皮肤发红，色素沉着，头面部水疱较多，肿如蜂蜇，眼不能开，肢肿如水袋，生活不能自理。饮食尚可，大便干燥，每 2 天 1 次，舌质淡红、苔白腻，脉细滑。辨证为湿热毒邪内蕴，泛溢肌肤。治疗以“三两三”方加味。处方：金银花 30g，生黄芪 30g，当归 30g，生甘草 9g，蒲公英 20g，野菊花 10g，蜈蚣 1 条，紫花地丁 15g，赤小豆 30g，薏苡仁 30g，天葵子 15g，何首乌 15g，生地黄 15g，水煎服。服药 7 剂，黄色结痂脱落，仍有小水疱疹出现，大便干燥减轻，前方有效，但邪毒未尽除，原方去何首乌、生地黄，加龙胆草 12g，白花蛇舌草 20g，生大黄 10g（后下）。再服 7 剂，疱疹明显减少，皮肤颜色近于正常，未见新的疱疹出现，以上方加减调治月余，临床症状消除而出院。

原按　此例病人为落叶红斑混合型天疱疮，病人年已八旬，病程 10 个月，反复不愈，并且合并皮肤感染，病情严重，中医辨证属湿热毒邪内蕴，治疗宜清热解毒利湿，但病人年老病久，正气必然受损，故用“三两三”方补益气血、清热解毒，合五味消毒饮加强清热解毒之力，用赤小豆、薏苡仁清热利湿，更加蜈蚣疗其疮疡肿毒，以助搜剔邪毒之力。病人大便干燥，治应泻热通便，但考虑病人年老体弱，恐先用大黄峻下会变生他证，故用何首乌、生地黄凉血滋阴、润肠通便，待正气得复后改用生大黄泻其毒热。[樊相军. 房定亚用“三两三”治疗疑难病经验. 中医杂志，2001（11）：654]

案 2 发热（周平安医案）

郭某，女，54 岁，主因咳嗽、喘息、低热约 4 个月于 1999 年 12 月就诊。4 个月前咳嗽，咽痒，咯白黏痰、夜咳甚，胸闷，稍动则气短、喘息，不能从事简单家务劳动。既往糖尿病及类风湿性关节炎 20 余年。北京医院诊断为双肺间质性纤维化、双肺中下肺野间质性肺炎。CT 示纵隔附近可见多个小结节。刻下：晨起低热，体温波动在 37.5～38℃，有汗，不恶寒，咳嗽频繁，痰稍黄，气短乏力，纳差，口唇稍紫暗，舌质暗红，苔黄腻，脉细数无力。处方：生黄芪 30g，银花 30g，当归 15g，炒白术 10g，防风 10g，旋覆花 10g，郁金 10g，丹参 15g，款冬花 15g，青蒿 15g，杏仁 10g，生甘草 5g，炙枇杷叶 10g，阿胶珠 10g，浙贝母 10g，煅龙牡各 30g。服药 7 剂，低热退，汗减，仍乏力、气短、胸闷、舌暗红、苔薄黄，去青蒿、龙牡。续用是方 3 月，病人可上下 3 层楼，生活亦自理，CT 示结节状物消失。

原按 本例病人动则气短，汗出，乏力，发热以晨起及上午为著，咳嗽痰黄，舌苔黄腻，舌质暗红，口唇紫暗，以气虚为主，兼夹血瘀痰热。用“三两三”益气活血解毒同时，以白术、防风佐黄芪补肺气，固表以治本；旋覆花、郁金、丹参佐当归活血化瘀；浙贝母、枇杷叶、款冬花、杏仁化痰热散结。临床舌苔见黄腻者，导师每以青蒿、银花相伍，青蒿芳香清透湿热。导师认为肺间质纤维化及间质性肺炎伴发热性疾病时，要重视其气虚、血瘀这一主要病理基础，在益气活血的基础上，祛其痰热、痰湿等兼夹之邪。导师治疗间质性肺炎及肺间质纤维化，强调守方长期服用，通过扶助正气，逐渐改善病人的肺功能，提高生存

质量。[王玉光，杨效华. 周平安教授应用“三两三”治疗顽固性热病的经验. 中国中医急症，2002，11（1）：38]

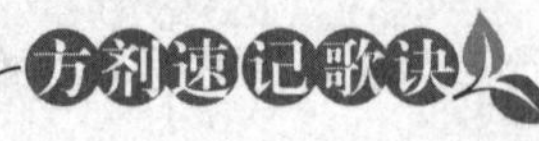

一两当归一两芪，一两银花草三毕；
三分蜈蚣为引药，热毒疮疡定可医。

清震汤 35

【来源】

清震汤，原名升麻汤，是治雷头风之方，源于刘完素《素问病机气宜保命集》。《卫生宝鉴》卷九将此方更名为清震汤。“震”，八卦之一，卦形为“震仰盂”，位在东方，象征雷震。本方用清散风热，宣通升散之类药物于一方，既能疏散外风，又能清解内风，且有除热止痛之效，作用于头部，主治雷头风，可肃清头中如雷震之鸣声，故取名为“清震汤”。另一种说法是荷叶色青气香，其形状如仰盂，其象属震（震仰盂，震为雷），能升助胃中清阳之气上行，故取名为“清震汤”。

【组成】

升麻一两　苍术一两　荷叶一个全者

【用法】

上为细末，每服五钱，水一盏，煎七分，温服食后。或烧全荷叶一个，研细调煎药服。亦妙。

【功效】

清宣升散，燥湿健脾。

【主治】

雷头风（头痛，头面起疙瘩，或头内如雷鸣，憎寒壮热，状如伤寒）。

【方解】

升麻味甘，其性属阳，其气升扬，能解百毒。苍术辛烈，能燥湿强脾，辟瘴疠疫气。方中以荷叶为主药（亦言将荷叶单味称为清震汤者），荷叶色青气香，其形状如仰盂，其象属震（震仰盂，震为雷），能升助胃中清阳之气上行。配合甘温辛散之药，升发散邪，使邪从上越而散。且能固胃气，使邪不传里。

【临床应用提要】

焦树德教授常用清震汤治疗顽固的头痛。［焦树德方剂应用——清震汤．中国中医药现代远程教育，2013，11（15）：12］

清震汤清宣升散，燥湿健脾，现代临床应用非常广泛，可用于治疗多种类型的头痛，也可用于治疗因风湿寒热之邪蕴结、肺气失于宣透清肃而致咳者；特别是咳嗽初期，即误用润肺止咳等药致邪恋不出，缠绵不解，舌苔黏腻之咳者。若湿郁太阴，清阳不升，浊阴不降，导致的便秘，也可用清震汤的欲降先升，通湿滞秘结的功用来治疗。

清震汤本是刘河间为治雷头风所立，范文虎常用此方治疗各类湿热病。参照《内经》“因于湿，首如裹，大筋软短，小筋弛长”之说，用升麻 9g、苍术 30g、鲜荷叶一大张治疗湿热病湿重于热证。亦有用清震汤加藿香 9g、厚朴 3g 治疗伏湿化热不退证（藿朴清震汤）。范氏认为清震汤有升清降浊、疏肝通络、健脾燥湿作用，清阳下陷湿盛泄泻者可用之，素有肝病而感湿邪者可用之，湿邪痹闭肺气者可用之，各类伏邪温病亦可用之。［孙昊，吴思超．浅述清末医家范文虎辨治温病特点．山东中医药大学学报，2014，38（1）：18–19］

【临床应用】

案 1　顽固性头痛（焦树德医案）

张某某，患头痛数年，时轻时重，久治未愈。发作重时全头内皆痛，甚则似脑内轰响，如风如雷，每遇天气变幻刮大风时，则易发重痛，舌苔略白，脉象弦滑。曾在其他医院，服用过以清空膏、愈风丹、川芎茶调散、牛黄上清丸、羌活胜湿汤等方加减的汤药、丸药等，均未效。据此脉症，我诊断为“雷头风”，用清震汤法，随症加减。处方：升麻 10g，苍术 10g，藁本 6g，羌活 10g，夏枯草 18g，生石决明 30g（先煎），蔓荆子 10g，白蒺藜 10g，荷叶 12g，吴茱萸 6g，水煎服。本方连服 3 周，头痛痊愈。

按语：这张药方即以清震汤轻扬发越、散风化湿为主药。辅以羌活祛风胜湿，入太阳经，治太阳头痛；藁本入督脉，散风寒，治头顶痛。佐以吴茱萸辛温入肝经，治头痛；夏枯草入肝经平肝阳，治肝郁头痛；生石决明养肝阴，潜肝阳；蔓荆子入少阳经，散头部风热，治头两侧痛。使以白蒺藜入肝肺二经，其性善破，用以升散肝肺郁结而治病久入络之疼痛。

东垣先生有“清空膏”，主治偏正头痛，年久不愈，以及风湿热上壅头目，及脑苦痛不止。其方为：炒黄芩、炒黄连、羌活、防风各30g，柴胡20g，川芎15g，炙甘草 45g。共为细末，每服 9g，茶调如膏，用温开水送下。为何此例头痛病人曾服此膏未效呢？因为此膏以入太阳经药最重，其次为少阳经，再次为厥阴、太阴，且用酒炒芩、连上达清热，故此方以治风湿热上壅为主。本例乃为雷头风，其病情较头痛要深重，且多在天气变幻、刮大风时痛重，其痛为满头内皆痛，且重时有似风、雷之声，已非风湿热上壅之头痛证，而乃风邪深入，闭塞清窍，不得发越疏散，经络不通，风寒温邪互相胶结，郁壅不散之证。故以清震汤为主，随证加减。全方以散风为主兼以祛寒、化湿。因其脉弦，故加入养肝阴、潜肝阳、平肝防热、温厥阴、破肝肺结气之品，气行血行，经络通畅，风寒湿邪得辛温阳性药发越升散，故很快取效。通过本例的诊治分析，我们更体会到中医治病不是针对症状进行治疗，重要的是要从病因病机的传变、转化中，抓住体内形成疾病的根本而立法、选方、加减药物，去进行治疗。故前人谆谆告诫我们“治病必求于本”。[焦树德方剂应用——清震汤. 中国中医药现代远程教育，2013，11（15）：12]

案 2　游走性舌炎（干祖望医案）

朱某，女，34 岁。初诊：1983 年 7 月 27 日。半月前患感冒后，觉舌上异常敏感，或痛或麻，进食酸咸或冷物刺激则越甚。伴口苦口干，纳谷不香，大便干结。查舌质偏红，苔黄，中间厚腻，两边剥脱，边缘不整似地图状，触之微痛，脉弦滑。恙在舌缘，因由肝火，盖足厥阴经脉络于舌本故也。治宜清肝泻火。荷叶、升麻、菊花、银花、白芍各10g，芦根30g，苍术、黄芩各3g。药进5剂，诸症大减，食欲增进。见舌苔中间不腻，边缘亦见薄苔。原方去黄芩、苍术，加生地10g。续服5剂而愈。

按 本案取荷叶、菊花、黄芩为主药，清肝泄热；辅以升麻、银花清热解毒；苍术燥湿化浊，共为辅药；佐以芦根清热生津，白芍养血柔肝，以防苦寒太过；甘草调和诸药为使药。诸药相伍，共奏清肝泄热之功。[严道南. 干祖望老中医在五官科运用清肝法的经验. 辽宁中医药杂志，1985，（9）：17–19]

案3 新生儿巨结肠征（张玉昌医案）

某某，女，65天，2007年11月25日诊。新生65天，数日不大便，初不以为然，权宜以大黄甘草汤轻下之，初有小效而复秘，又泻之仍不通。延至七八日，渐见腹鼓如蛙，腹皮急，啼哭不吮乳。儿科拟诊巨结肠征。因患儿太小，尚无捷法，仍以中医诊治，二诊思稚阴稚阳之体，不宜反复攻下，虽多日无便，苔白厚腻浊，但不黄燥，指下沉滞，显非热结阳明，乃湿郁太阴，清阳不升，浊阴不降，方用清震汤加味：升麻3g，苍术5g，炒荷叶5g，薤白3g，炒苡仁8g。1剂大便得泄，3剂每日下稠秽甚多，腹平吮乳。原方减薤白加白术2剂而收功。历2年便通饮食如常，发育良好。

按 清震汤药仅升麻、苍术、荷叶三味，原出《素问病机气宜保命集》，本治“雷头风”头痛欲裂、脑鸣如雷、头皮起疙瘩，为风湿热邪郁结三阳经所致清阳不升，浊阴上扰清空，原非通便之剂。然谨守病机，各司其属，与治肾阳虚便秘，景岳济川煎之用升麻异曲同工，得欲降先升之妙。[张丰正，张玉昌. “升降学说”临床运用经验总结——张玉昌老中医临床心得总结. 泸州医学院学报，2012，35（4）：405–406]

案3 急性毛囊炎（头部疖肿）（黄文政医案）

陈某，男，47岁，2012年4月3日初诊。病人于1周前无明显诱因出现头部疖疮，红肿疼痛，初未予重视，后病人头部疼痛加重，不可忍耐，故至黄老门诊就诊。刻下诊：病人头上栗起，肿赤疼痛，目昏干涩，咽部疼痛不适，腰部酸痛，少寐健忘，舌红少苔，脉细弦。西医诊断：急性毛囊炎。中医诊断：头部疖肿（热毒蕴结），治以清热解毒，予清震汤加减：苍术 10g，荷叶 10g，升麻 10g，连翘 10g，薄荷 6g，僵蚕 10g，白蒺藜 15g，炒牛蒡子 10g，桔梗 10g，甘草 10g。7 剂，每日 1 剂，水煎分 2 次服。

2012 年 4 月 10 日二诊：病人头上疖肿基本消失，仍少寐健忘，腰酸痛，舌红苔薄，脉细弦。拟前方去升麻、薄荷，加石菖蒲 10g，赤芍 10g，鹿衔草 15g。7 剂，每日 1 剂，水煎分 2 次服。2012 年 4 月 17 日三诊：病人头部疖肿消失，感耳鸣，腰部酸痛减轻，舌红苔少，脉细。黄老调整处方如下：石菖蒲 10g，茯苓 10g，远志 10g，杜仲 10g，杞果 15g，山药 15g，磁石 20g，牛膝 10g，砂仁 6g，甘草 6g，赤芍 15g，丹参 20g，荷叶 10g。7 剂，每日 1 剂，水煎分 2 次服。2012 年 4 月 24 日四诊：耳鸣减轻尚未竟，腰部酸痛基本消失，舌红苔少，脉细弦。拟前方加菊花 10g，白蒺藜 15g。7 剂，每日 1 剂，水煎分 2 次服，病获痊愈。

按 《外科启玄》云："天地有六淫之气，乃风寒暑湿燥火，人感受之则营气不从，变生痈肿疔疖。"清代高锦庭在《疡科心得集》中云："盖疡科之证，在上部者，俱属风温风热，风性上行故也。"故治疗头面部疖肿，当以疏风散热，清热解毒。"清震汤"乃金元四大家之一李东垣之定方，本方为泻火之剂，原主治雷头风，头面疙瘩肿痛，憎寒壮热，状如伤寒。其组成为苍术、升麻、荷叶，升麻功同犀角，能泻火解毒。苍术辛烈，可燥湿强脾，辟瘴疠。荷叶味苦辛微涩、性凉，清香升散，能助胃中清阳上行。病人头部起疖疮，红肿疼痛，此乃外科阳证，证属热毒蕴结，黄老在此用"清震汤"，是取其清热解毒之效彰之意，配以连翘、薄荷、僵蚕等疏风散热之品，切中病机。加牛蒡子、桔梗、甘草以清热解毒利咽，是以兼顾病人咽部疼痛不适，然病人夜寐欠安，故加菖蒲、远志等安神之品，伴见腰部酸痛、耳鸣，乃为肝肾不足、虚热内扰，故加山药、枸杞、牛膝、杜仲等以滋补肝肾、清解虚热之药。此病人头部疼痛为急症、为病之标，肝肾不足为缓症、为病之本，黄老先以"清震汤"治疗头部疖疮以治标，待症状缓解后再配以滋补之品治疗腰酸痛、耳鸣以治本，体现"急则治其标，缓则治其本"之治则，黄老临床用药源于古方又不拘泥于古方，遣方用药分清标本缓急，随症加减，故临床疗效甚佳。

［韩倩倩. 黄文政教授运用清震汤治疗头部疖肿1例. 四川中医，2014，32（9）：131］

案 4　头痛（张伯臾医案）

吴某某，男，37 岁，工人。1982 年 7 月 12 日初诊：患偏头痛半年，曾治无效。近左侧太阳穴剧痛已 8 天，头痛如裂，持续十几小时方得减轻，痛甚时，日夜呼叫，卧地翻滚，面红目赤，心烦易怒，恶心口渴，尿黄便艰。苔白腻而干，脉弦滑数。此乃肝火上炎夹暑湿扰乱清灵之府所致，治拟清肝祛暑化湿法，以清震汤合龙胆泻肝汤加减：鲜藿香、黑山栀各 10g，炒苍术、生升麻、炒黄芩、制半夏、制川大黄各 9g，鲜荷叶 30g，龙胆草、川厚朴各 6g，羚羊粉（分吞）0.6g，车前子（包煎）24g。3 剂。

二诊：服药后，头剧痛十减七八，面红稍退，大便已通，胃纳渐增，苔腻前半得化，脉弦滑。再予平肝清化：羚羊粉（吞）0.3g，杭菊、炒黄芩各 9g，当归、黑山栀各 10g，云苓、白芍各 12g，碧玉散（包）、鲜荷叶各 20g，苦丁茶、制川大黄各 6g。3 剂。

三诊：头痛消失，偶感作胀，面颈有少许红疹出现，口渴，苔根腻已化，舌质红少津，脉弦。肝亢已久，阴液已伤，阴虚则内热，外泄为红疹。更方以养阴凉血，用清肝潜阳汤治之：大生地、左牡蛎（先煎）各 30g，白芍 20g，墨旱莲 18g，麦冬、丹皮各 10g，炒知母、苦丁茶各 9g，炙龟板 15g，羚羊粉（吞）0.3g。7 剂。

按　病人患郁伤肝，肝失条达，郁而化火，郁火上冲头部，且时值盛夏，兼受暑湿之邪，困蔽清阳而致头痛，张老取清泻芳宣法。方中鲜藿香、鲜荷叶、升麻芳宣清暑；苍术、川朴、半夏化湿；黄芩、山栀、龙胆草、川大黄、羚羊粉清肝泄热，服药仅 6 剂，肝火清，暑湿化，清阳展，头痛消失。但又见阴伤血热之象，转投养阴凉血而安。［张菊生整理. 张伯臾老中医治疗头痛验案选. 浙江中医学院学报，1985，9（3）：29–30］

方剂速记歌诀

清震汤治雷头风，升麻苍术两般充；
荷叶一枚升胃气，邪从上散不传中。

御寒汤 36

【来源】

御寒汤，源于金·李东垣《兰室秘藏·卷上·眼耳鼻门》。

【组成】

黄连一分　黄柏两分　羌活两分　炙甘草三分　佛耳草三分　款冬花三分　白芷三分　防风三分　升麻五分　人参五分　陈皮五分　苍术七分　黄芪一钱

【用法】

水两盏，煎至一盏，去滓，食后热服。

【功效】

益气清热，宣肺祛湿。

【主治】

治寒气风邪伤于皮毛，令鼻壅塞，咳嗽上喘之证。

【方解】

黄芪、人参甘温益气，实肺固表；脾胃气虚，运化失职，湿邪滞留，故用苍术运脾燥湿，陈皮健胃调中，佐以升麻一引胃气上腾、复其本位，二则助辛甘之味，以引元气之上升以固本；羌活、防风、白芷辛温疏风散寒，佛耳草、款冬花止咳，平喘以治标；黄连、黄柏苦寒泻热，以降痰火；诸药合用，可收益气固本、解表止咳的效果。

【临床应用提要】

李发枝教授临床喜用御寒汤治疗呼吸系统疾病。本方所主当为本虚标实之证，总属肺脾气虚、表卫不固、湿热内蕴。本方以益气清热，宣肺祛湿。诸药合用，则风寒得除，中虚得补，湿热得泄，邪去正安，诸症自消，同时也是李东垣“补脾胃、泻阴火、升阳气”学术思想的具体体现。李发枝教授灵活运用此方治疗过敏性鼻炎，每收显效。[陈丽名. 李东垣御寒汤功用浅析. 辽宁中医杂志，2014，41（7）：1379–1380]

李发枝教授认为，临床应用本方治疗内科杂病应掌握以下三点：1. 有畏寒怕冷、流清涕等表证和（或）平素易于感冒等卫表不固之证。2. 病机特点为肺脾气虚，表里内外俱病。3. 舌淡苔白或白厚、白腻。惟本地无止咳化痰之佛耳草，故常以炒苏子代之。[袁效涵. 李发枝教授运用李杲御寒汤验案. 中华中医药学会名医学术思想研究分会年会论文集，2013–08–09]

李发枝教授在临床运用本方时，若外感咳重，吐白痰或泡沫样痰液，加（炒）紫苏子伍款冬花加强止咳的作用；若吐黄痰或痰黏难咯，加冬瓜子、黄芩、鱼腥草清热化痰；若咽痒、咳嗽有痰加桑叶、金银花、桔梗、浙贝母；胸闷、多痰、动则气喘，加葶苈子 30g 以泻肺平喘；发热，加柴胡，并重用至 24～30g；若胃纳不佳加生姜，便溏加（清）半夏、干姜温中除湿；若咽痒、干咳加葛根、天花粉、白芍；若大便干结，加大黄、柴胡；头晕、头痛加葛根、泽泻。若无以上见症，则投原方使用。经多年临床应用，效果良好。[刘景超. 李发枝运用李杲御寒汤临证举隅. 中医杂志，2012，53（19）：1640–1641]

【临床应用】

案 1　感冒（李发枝医案）

韩某，男，1 岁 6 个月，于 2011 年 10 月家长携其来诊。家长代诉：10 多天前患儿发热，体温 39.2℃，喷嚏、鼻塞、流清涕，咳嗽频作，曾在某儿童医院给予抗生素输液治疗，高热虽退，但下午仍有低热（37.3～38.1℃），且咳嗽不止，夜间尤甚。刻诊：患儿就诊时仍有少量清涕，咳嗽，询其二便尚可。听诊：胸部两侧可闻及少量的干啰音或粗大的湿啰音。舌质淡红，苔薄白，证属内有蕴热、外感风寒。治宜益气解表，疏风散寒。方用御寒汤加味。处方：羌活 6g，白芷 6g，防风 10g，升麻 6g，黄芪 10g，苍术 6g，黄柏 10g，黄连 3g，党参 10g，陈皮 6g，款冬花 10g，生姜 3g，（炒）紫苏子 10g，甘草 3g（袋状颗粒剂，三九药业公司）。嘱家长停用止咳糖浆、清热解毒口服液，并注意咳嗽期间不要给患儿喂食蜂蜜、水果及饮料。

2011 年 11 月 7 日复诊时告知服用上药后患儿发热已退，咳嗽已止。但夜间患儿常有汗出，予补中益气汤合玉屏散加减连续服 3 剂而愈。[刘景超. 李发枝运用李杲御寒汤临证举隅. 中医杂志，2012，53（19）：1640–1641]

案 2 过敏性鼻炎（李发枝医案）

齐某，自诉患慢性鼻炎 10 余年，经常性鼻塞、前额部沉懵不舒。如果鼻塞消失，则出现通气过度，上颚及鼻孔干痛，不得已用棉花团堵塞鼻孔，痛苦不堪。曾在北京某三甲医院就诊，被诊断为慢性鼻炎，口服开瑞坦、头孢氨苄、鼻炎康片及鼻渊通窍颗粒冲剂等中药制剂，均无明显效果，使用雷诺考特喷剂后症状虽可减轻，但停药后又发。刻诊：鼻塞，晨起多有清涕，说话稍多则咽干咽痛，自觉胸骨柄后有烧灼感，舌质淡、苔薄白，脉沉缓。辨证为脾胃气虚，清阳不升，内郁化热。给以御寒汤加味。处方：羌活 12g，白芷 10g，防风 10g，升麻 6g，黄芪 40g，苍术 15g，黄柏 10g，黄连 3g，陈皮 10g，款冬花 12g，紫菀 12g，甘草 10g，7 剂。

二诊：服上方后，鼻塞及头部不适显著减轻，过度通气时的干燥程度下降，可以忍耐，但话多时仍感咽干咽痛，上方去紫菀，加冬瓜仁 30g、鱼腥草 30g、赤芍 12g、蝉蜕 12g。继服，前后服药 60 余剂，多年顽疾得以治愈。[刘景超. 李发枝运用李杲御寒汤临证举隅. 中医杂志，2012，53（19）：1640–1641]

案 3 支气管炎（李发枝医案）

郭某，男，72 岁。气管炎病史 20 多年，曾多次住院治疗。近因感冒诱发，动则气喘，咳嗽、胸闷、多痰，社区门诊给予抗生素加地塞米松静脉滴注治疗。其效不佳，于 2010 年 7 月 1 日前来求治。自诉咳嗽，痰多黏附于咽后壁，难以咯出，痰色白，另左下肢疼痛，晨起痛重，活动后可减轻。刻诊：舌质红、苔薄白，脉弦缓。辨证为脾胃气虚，湿热内蕴，外感风寒。治宜益气健脾，疏风散寒。止咳化痰。方药：羌活10g，白芷10g，防风10g，升麻6g，黄芪60g，苍术15g，黄柏10g，黄连3g，党参15g，陈皮10g，款冬花10g，（炒）紫苏子10g，紫苏叶10g，汉防己15g，甘草12g。7剂，水煎服。

二诊：服上方后，咳嗽显著减轻，痰易咳出，守原方7剂，咳嗽消失。

按　李发枝教授认为，外感、鼻炎虽属小恙，但由于抗生素的滥用及医药知识的普及，病人动辄在药店自己购买清热解毒口服液、板蓝根冲剂、止咳糖浆等药口服，求治于中医治疗者，往往是久治不愈、缠绵数日的感冒或慢性鼻炎。苦寒之品过服伤胃，易致脾胃气虚，运化失职，致使湿邪内生，升降失常，外则清阳不充，易感风寒；内则清阳不升，浊阴不降，九窍为之不利，可见鼻塞、目赤等症状。因此，遵李杲之意，用御寒汤加减治疗外感、鼻炎、咳喘之症，确有良效。［刘景超. 李发枝运用李杲御寒汤临证举隅. 中医杂志，2012，53（19）：1640-1641］

案4　慢阻肺（李发枝医案）

张某，男，70岁，2013年3月9日初诊。自述慢支病史20余年，反复咳嗽、咳痰、喘促、喉中哮鸣，平素易于感冒，感则病情加重，需抗生素、激素等抗感染、解痉、平喘治疗，方可缓解。近因受寒而病情加重，经西医抗感染、解痉、平喘治疗，病情时轻时重。刻下病人鼻流清涕，咳嗽不止，咳甚则喘，时有喉中哮鸣，痰色微黄，非服番泻叶、芦荟等泻下剂则大便干结不通，舌红少苔、脉弦。辨证为肺脾气虚，痰热壅肺，御寒汤加味。羌活6g、防风10g、白芷6g、升麻6g、黄芪60g、黄芩10g、黄连3g、党参15g、苍术10g、陈皮10g、冬花12g、甘草10g、冬瓜仁30g、半夏12g、干姜10g，7剂。

2013年3月16日二诊：病人自感咳、痰、喘均减轻，未服泻药大便已通，舌红较前减轻，脉弦。前方加苏叶12g、炒苏子12g、地龙10g，加减调治20余日临床症状缓解，大便通畅。［袁效涵. 李发枝教授运用李杲御寒汤验案. 中华中医药学会名医学术思想研究分会年会论文集，2013-08-09］

案 5　前庭神经元炎（李发枝医案）

李某，女，46 岁，2013 年 5 月 25 日初诊。诉反复性眩晕伴恶心、呕吐 10 余年，再发 3 天。病人自述每次发作感天旋地转，不欲睁眼，频频呕恶，时鼻流清涕，时伴耳鸣，常因劳累、情绪不佳发作或加重。多年来曾在数家医院诊治，诊为“前庭神经元炎”、“梅尼埃病”，常年交替口服晕疼定、全天麻胶囊，间断服用盐酸氟桂利嗪等药物，症状时轻时重。此次因农活劳累，加之脱衣受寒致宿疾复作，3 天来服用上述药物无明显好转。刻下病人表情痛苦，自感天旋地转，不欲睁眼，频频呕恶，鼻流清涕，舌质淡稍暗，苔白厚，脉沉弦。此乃肺脾气虚，表虚不固，御寒汤加减，羌活 6g、防风 10g、白芷 6g、升麻 6g、黄芪 30g、黄柏 10g、黄连 3g、党参 15g、苍术 10g、陈皮 10g、冬花 12g、葛根 30g、泽泻 30g、柴胡 12g、白芍 12g、半夏 12g、甘草 10g，7 剂。2013 年 6 月 1 日二诊：恶心、呕吐、流涕、耳鸣已愈，眩晕大减，舌淡稍暗，苔薄白，脉沉。前方续服 5 剂而愈。

原按　李发枝教授认为，随着人们生活水平的提高及医药知识的普及，病人恣食辛辣厚味、生冷油腻增多，致脾胃功能失常，变生湿浊，加之每遇感冒自行服用清热解毒口服液、抗病毒口服液等苦寒清热药品，内则脏腑功能紊乱，升降失常，清浊混杂，外则卫外不固，六淫侵袭，九窍不通，而见感冒、咳喘、眩晕、鼻炎等病证。御寒汤法在健脾益肺，清热除湿，解表止咳，故收良效。眩晕一病，虚证居多，多数医家认为内风所致。《临证指南医案・眩晕门》“经云诸风掉眩皆属于肝，头为诸阳之首，耳目口鼻皆系清空之转，所患眩晕者，非外来之邪，乃肝胆之风阳上冒耳。”李发枝教授认为卫外不固，风邪侵袭，上扰清空，风升火动，亦是眩晕发作的原因之一。伴外感症状的前庭神经元炎常为此型，若忽视流涕等外感症状而独重眩晕者往往临床疗效欠佳。［袁效涵. 李发枝教授运用李杲御寒汤验案. 中华中医药学会名医学术思想研究分会年会论文集，2013-08-09］

案 6　感冒（李发枝医案）

某某，男 33 岁，2012 年 12 月 6 日初诊，自述间歇性鼻塞、流清涕、打喷嚏半年，遇冷空气鼻塞加重，易出汗，易感冒。1 个月前曾在某医院诊断为过敏性鼻炎，服用氯雷他定片能暂时缓解，但病情反复发作。刻诊：鼻塞，流清涕，打喷嚏，咳嗽，白痰，畏寒，舌质淡红、苔白，脉缓。诊断：鼻窒。本证为风寒外袭，损伤卫气，同时脾胃气虚，清阳不升，内有郁热，肺气亦不能宣通。治宜益气解表，兼清郁热，方用御寒汤加减。处方：羌活 10g，白芷 10g，防风 10g，升麻 6g，黄芪 50g，苍术 12g，黄柏 10g，黄连 3g，党参 15g，陈皮 6g，款冬花 15g，炒紫苏子 10g，甘草 10g，10 剂，并嘱病人服药期间勿吃水果、蜂蜜、白糖等食物。2012 年 12 月 16 日二诊：病人鼻塞、流清涕、打喷嚏症状均消失，活动后易出汗，畏风，上方黄芪加至 60g，另加防己 15g，白术 15g，生姜 3 片、大枣 5 枚，7 剂，以善其后。

原按　御寒汤出自李东垣《兰室秘藏·眼耳鼻门》，治“寒气风邪伤于皮毛，令鼻壅塞，咳嗽上喘之证”。邪伤于表，卫阳之气郁而不伸，导致肺气不能宣通。方中羌活、白芷、防风辛温疏风散寒，并能宣通肺气；黄芪、党参益气固表，佐陈皮以健脾补中，合升麻引清阳上升；苍术健脾燥湿，黄连、黄柏苦寒以清郁热，款冬花、紫苏子润肺化痰止咳，诸药合用，共奏补脾胃益中气、宣肺气清郁热之功。病人二诊时出现表虚症状，故合防己黄芪汤善其后。［刘晨光. 李发枝治疗鼻窒经验. 中医杂志，2013，54（13）：1096–1097］

案 7　艾滋病病人感冒（李发枝医案）

某某，男，54 岁，2007 年 7 月 3 日李师诊于某乡卫生院。病人以“经常闷气、咳嗽 2 年，咯吐白痰，偶吐黄痰”为由求治，李师经询得知，病人非常容易出汗，每遇寒凉则打喷嚏、流鼻涕，头痛，咳嗽加重，近来食欲差，起立时头晕，X 线报告示：支气管炎。查其脉弱，舌质淡红，苔根黄腻，辨为脾肺气虚，表卫不固，湿热内蕴。方用：羌活 6g，白芷 6g，防风 10g，升麻 10g，黄芪 60g，苍术 15g，黄芩 6g，黄连 3g，党参 20g，陈皮 10g，款冬花 12g，甘草 10g。6 剂后复诊，病人喘咳大减，食欲倍增，汗出明显减少，不恶风。原方加杏仁 10g，再服 7 剂，病症若失。［张明利. 李发枝教授治疗艾滋病经验举隅. 中医研究，2008，21（10）：54–55］

方剂速记歌诀

御寒连柏羌活草，佛耳款冬芷防风；
升麻黄芪参陈术，益气清热兼祛湿。

栀子金花汤 37

【来源】

栀子金花汤，源于《医宗金鉴·杂病心法要诀》，原为治疗方。

【组成】

黄连一钱　黄芩一钱　大黄一钱　栀子一钱　黄柏一钱

【用法】

麻沸汤二升渍之，须臾绞去滓，分温再服。

【功效】

清热泻火，凉血解毒。

【主治】

热毒内蕴；妊娠伤寒，发热大渴者。

【方解】

栀子为君，通泻三焦之火。黄连、黄芩、黄柏为臣，黄连泻胃火于中焦，并泻心火于上焦；黄芩清泻肺热于上焦；黄柏泻下焦之火。大黄为使，导热下行，给热毒以出路。五味药均为苦寒药，栀子味苦性寒，归心、肺、肾三焦经，能清三焦之热，兼有利湿之功效。黄连为寒性药，具清热燥湿之功效，又为苦味药，厚肠胃即是苦味健脾的意思。黄芩味苦性寒，有清热燥湿、泻火解毒之功效，又能凉血止血。黄柏味苦性寒，归肾、膀胱、大肠经，能清下焦之热、兼退热除蒸。大黄为苦寒药，能泻下通便、活血化瘀。

【临床应用提要】

刘渡舟教授力倡“火中”理论，认为中风大多由火盛引起，主张从火热论治。刘老主张，用本方治疗中风急性期，不但可使痰热速下，还可引亢火下行，急下存阴，防止脱证的发生。

【临床应用】

案 1　蛛网膜下腔出血（刘沛然医案）

赵某某，女，38 岁，因头痛、呕吐 1 天，1975 年 12 月 24 日入院。入院前一天自觉头痛，以前额部为甚，后呈持续性钝痛，尚能耐受，恶心、非喷射性呕吐数次，为胃内容物，不发热，无鼻塞，大小便正常，无肢瘫。于入院第三天，头痛加剧，呕吐频繁，精神萎靡，神昏不语，小便困难。体温 36.8℃，血压 130/90mmHg，颈有抵抗，左下肢活动受限，心肺无异常。腰穿为血性脑脊液，压力 380 毫米水柱，红细胞 18.7×10^9/L，白细胞 68×10^6/L，蛋白质 67.5mg%，氯化物 700mg%，糖 75mg%。外周血象：白细胞 12.2×10^9/L，中性粒细胞 0.78，淋巴细胞 0.22。诊断为蛛网膜下腔出血。1976 年 1 月 5 日邀请中医会诊。病人神昏、风疹已有 10 天，近日左肢轻度瘫痪。诊见皮肤潮红，有密集突出风疹，压之褪色，唇、口及舌表腐剥，舌绛尖红，苔黄白腻，脉长有力。观河间治内火遭风，皆予苦降咸寒，佐以凉泄，以折其上腾之火势，乃予栀子金花汤加味治之。处方：黄连 3g，黄芩 12g，大黄 1.5g，焦栀子 12g，丹皮 15g，胆草 1.5g，生石决明（先煎）60g，生牡蛎（先煎）30g，蚕沙 24g，竹茹 12g，生地炭 60g，金银花炭 60g，水煎服。1 月 16 日服药 10 剂后，神志渐清，火炽毒盛之症大减，舌质由绛转红，稍被黄苔，脉数无力，宗上方增减。至 2 月 2 日共服药 27 剂，症状消失，于 2 月 7 日痊愈出院。

原按　蛛网膜下腔出血，多由血热内炽，迫血妄行所致。热邪上扰清窍，轻则躁扰，重则神昏，治疗上切忌辛开，宜苦以降火，寒以清收，以苦寒清气，咸寒滋阴，故以栀子金花汤清泄三焦久郁之火热，其中焦栀子、黄柏、黄连清泄三焦火热，大黄解毒祛瘀，加金银花得冬令寒水之气能行营卫血气；生地炭、菊花炭守阴不伤阳；丹皮泄血中伏火，有通癖破积之功。方中慎用辛开药物，恐鼓阴火上炎。诸药配合相宜，故收较好疗效。［刘沛然. 栀子金花汤治疗蛛网膜下腔出血的体会. 中医杂志，1985，（8）：45-46］

方剂速记歌诀

栀子金花用大黄，黄芩黄连加黄柏；
清泻火毒又凉血，三焦毒热服之康。

封髓丹（三才封髓丹）38

【来源】

封髓丹，源于元·许国祯《御药院方》，由黄柏、砂仁、甘草组成。

若加天冬、地黄、人参，罗天益《卫生宝鉴》名三才封髓丸，《医方集解》名三才封髓丹。

【组成】

封髓丹：黄柏三两　砂仁两半　甘草（炙）七钱半

三才封髓丹：封髓丹加天门冬（去心）　熟地黄　人参各半两

【用法】

水煎服。

【功效】

封髓丹：降火止遗，纳气归肾。

三才封髓丹：泻火坚阴，固精封髓。

【主治】

封髓丹：元·许国祯《御药院方》记载此方治疗“肾阴不足，相火妄动，夜梦遗精”。明·董宿《奇效良方》：“治梦交遗精”。清·吴谦《医宗金鉴》用于治梦遗、失精和鬼交及一切虚火上冲之牙痛、目赤、咳嗽等。清代医家郑钦安认为，封髓丹一方为上中下并补之法，可治一切虚火上冲之牙痛，咳嗽，喘促，面肿等，其方为重在调剂水火也。

三才封髓丹：肾虚舌音不清、肾经咳嗽、真阴枯竭、梦遗走泄。

【方解】

封髓丹方以黄柏为君。肾者主蛰，封藏之本，黄柏味苦，苦能坚肾，肾职得坚，则阴水不虞其泛溢；肝藏魂，神魂不摄，夜卧梦交，相火一动，精随之外泄。黄柏性寒，寒能清肃，秋令一至，则龙火不至于奋扬，水火交摄，而有大封大固之妙。砂仁为臣，味辛性温，善能入肾，肾之所恶在燥，而润之者性辛；砂仁醒脾开胃，通三焦，达津液，能纳五脏六腑之精，而归于肾，肾气充实，自能封藏。佐以甘草，以甘能缓急，泻诸火与肝火之内烦。

蒲辅周认为："甘草与砂仁相配伍，有补土伏火之效。"

天冬、生地、人参，天地人三才，益气养阴。

【临床应用提要】

蒲辅周指出："封髓丹是治相火妄动而致梦遗失精的要方，该方兼精练轻灵之长，不可因药少贫补而忽视之。"封髓丹虽主治相火旺、肾精不固，蒲（辅周）老在长期临床实践中发现封髓丹乃补土伏火之方，认为土虚则浮火上炎，常用于多年反复发作的口疮，脉虚者尤效。

三才封髓丹，以调和阴阳，引火归元，往往可标本兼顾。郑钦安曰："真龙即真火，或上或下，皆能令人病。在上则有牙痛、喘促、耳面肿痛诸证。在下则有遗尿、淋浊、带诸证。学者苟能识得这一点真阳出没，以此方治之，真有百发百中之妙。"对于热证，不能一味见热清之，在辨证正确，分清病因病机前提下，灵活应用三才封髓丹治疗，其效则更为明显。[张冬璇. 杨洪涛教授应用三才封髓丹临证治验举隅. 湖南中医杂志. 2013，29（3）：28–29]

在使用三才封髓丹的过程中，张志坚老中医认为："阴虚津伤甚者，熟地宜易生地，其量不超过 30g，恐有碍脾胃运化。所用黄柏，则视虚火之轻重，而增减其用量；治疗劳淋，若伍用败酱草、虎杖之类清热散瘀，则疗效更佳；方中苁蓉不必另煎，对虚火内扰，而年老体弱之淋证，其用量宜略大，可用 15～30g，既无伤津之虑，诚有滋肾之功。倘系血气方刚，相火亢盛，扰动精关致遗，或邪热灼精，肠液受损而致秘，便非本方所宜。[张福产. 张志坚运用三才封髓丹治疗劳淋举隅. 实用中医药杂志. 2000，16（1）：39]

【临床应用】

案1　遗精（薛伯寿医案）

赵某，男，18岁，1981年4月15日初诊。一年来，阳强梦遗，甚则一夜2次。近月来，白昼亦阳强，精液渐遗，曾于某院服锁阳固精丸等无效。形体消瘦，心烦易怒，乱梦纷纭，咽干口苦，鼻衄干咳，思维难以集中，学业退步，舌质红苔薄黄，脉弦细数。证属水火失济，心相火旺，肺失清肃，肝木无制。治宜滋水涵木，交通心肾，益肺清金，平肝泻火。处方：炒黄柏10g，砂仁4g，甘草6g，生地黄15g，天冬10g，沙参10g，百合12g，知母6g。药后渐能安睡6～8小时，头晕心烦、阳强易怒亦减。服5剂后遗精基本控制。

原按　阳强遗精频作，为相火亢盛；鼻衄干咳，为木火刑金。用黄柏清相火，肝病当先实脾，故用砂仁、甘草扶土。水火失济，用生地黄、天冬滋水涵木，沙参、百合、知母养肺清金，抑木除烦。此方为三才封髓丹合百合地黄汤、百合知母汤。去人参者，因气有余便是火；易沙参者，养肺兼柔肝。[薛伯寿. 封髓丹治验三则. 广西中医药，1984，7（1）：26-27]

案2　口腔溃疡（薛伯寿医案）

董某，女，28岁，1979年4月5日初诊。患口腔溃疡3年。素日多郁，经前大便干燥，肛门灼热，烦躁失眠，继则口腔唇舌皆起溃疡，疼痛影响说话及饮食，口流涎水，旬余方愈，每次行经腹痛，少腹冰凉，经血色暗有血块，经行不畅。结婚两年未孕，屡治难以求效。昨日月经来潮，诸症如上。苔薄白，脉沉细弦。证属肝郁化火，胞宫寒滞，气血不调，寒热错杂。治宜补土伏火，暖宫调经，寒温兼施，调和气血。方用封髓丹合生化汤化裁：炒黄柏6g，砂仁3g，甘草6g；当归6g，川芎5g，桃仁6g，炮姜5g，黄连5g，肉桂2g，焦大黄6g。

服上药1剂后，口腔溃疡即减轻，少腹疼痛、发凉亦减；3剂后溃疡自愈。25天后，月经又将行，舌又发溃疡，服原方1剂，即消而未再起。连服3剂，经行亦畅，隔月已经受孕，口腔溃疡未再复发。

原按 此案口腔溃疡与月经周期有关，临床表现寒热错杂。取封髓丹、交泰丸补土伏火，清心安神，生化汤暖宫，调和气血，焦大黄与桃仁、当归同用，既可活血化瘀，又可润燥通腑。复方相协，诸症皆消。[薛伯寿. 封髓丹治验三则. 广西中医药，1984，7（1）：26–27]

案 3 脾虚带下（薛伯寿医案）

杨某，女，24 岁，1978 年 9 月 12 日初诊。2 年来，白带过多，色略黄，月经衍期，经前乳房发胀，经行不畅，少腹胀痛，量少色淡，形瘦面黄，纳少不香，神疲乏力。前数年插队劳动，饮食经常失节，情绪时有郁闷，体质渐差，月经随之不调，白带甚多。曾服千金止带丸、八珍益母丸等未效。舌质淡红，苔薄腻微黄，脉濡两关略弦。此乃饮食劳倦而致脾虚湿热，肝失条达而致冲任不调。治宜调肝和脾，清利湿热。处方：黄柏 9g，砂仁 5g，甘草 6g，薏苡仁 15g，白芍 12g，香附 9g，茯苓 10g，柴胡 6g，枳壳 6g，橘叶、核各 9g。

药后白带减少，饮食增加。守方共服 10 剂，月经来潮，经前乳房胀痛已止。原方加益母草 12g，经行少腹胀痛消失，经净后白带已不多，精神日振，纳谷转香，面转红润。

原按 病人面黄，纳少乏力，白带多、色微黄，为脾虚湿热之象，故用封髓丹加薏苡仁、茯苓健脾利湿；乳房及少腹胀痛，为肝气郁结之征，故合四逆散加橘叶、橘核疏肝和胃。七情从肝调，内伤从脾治，肝木条达，则气血和畅周流，脾胃调和，则气血化生有源矣。[薛伯寿. 封髓丹治验三则. 广西中医药，1984，7（1）：26–27]

案 4 头痛（李恩宽医案）

某某，女，70 岁。诉头痛、头晕难以忍受，反复发作已有 10 余年，以两侧为主，曾服用中西药减轻后又复发。慕名到李老处求治，病人诉怕冷、夜尿频数，大便干结，舌红苔薄黄，脉细。李老予以砂仁 30g，黄柏、肉桂各 20g，甘草、吴茱萸各 10g，延胡索 15g。

7 剂，水煎服。1 周后复诊，病人头痛明显减轻，症状好转。

原按 虽头为诸阳之首，清气所居，但此时为虚火逼迫阳气，导致虚阳外越而发为头痛。此时从病机来看，为阳虚阴火上亢，导致清窍不通，不通则痛，故李老用封髓丹加吴茱萸、延胡索、肉桂，有温阳止痛、引火归原之效。［李晓迪. 李恩宽运用封髓丹经验. 湖北中医杂志，2012，34（5）：26］

案 5 咽痒咳嗽（李恩宽医案）

某某，女，74 岁。有结肠癌手术病史 6 年，现诉咽喉部不舒，夜间为甚，咳嗽，喉中有痰，不易咳出，怕冷，睡眠差，夜尿频数，舌淡苔薄黄，脉细。李老予以北沙参、南沙参各 20g，黄柏 30g，砂仁 20g，甘草 10g，前胡 10g，麻黄 12g，黄芪 30g。7 剂后症状好转。

原按 病人有结肠癌手术史，正气必虚，而真阳之气不足于上。而夜间阳气为一日之中最弱的时候，上焦之阳不能统摄，导致出现咳嗽，气虚故咳嗽有痰而不宜咳出。而肾主纳气，此方中加入黄芪有加强补气之功效，麻黄纳气平喘，南沙参补脾肺之气，北沙参有养肺胃之阴，使元阳依附于阴液而不上窜，又有阴中求阳之意。全方共奏滋阴降火补肾纳气之功。［李晓迪. 李恩宽运用封髓丹经验. 湖北中医杂志，2012，34（5）：26］

案 6 劳淋（尿道综合征）（张志坚医案）

陈某，女，28 岁，1991 年 9 月 8 日初诊。小便频数急迫，解而不爽，迁延 4 年。恙由分娩时置导管后而起。妇科检查多次，未见异常。尿培养 3 次，无致病菌生长。膀胱镜检查示：膀胱颈部痉挛。经常规抗感染治疗，病情不好见转。西医确诊为“尿道综合征”。症见尿频急迫，解而不畅，倦怠乏力，纳呆，腰酸，口干苦少饮，或手足心热，活动后出现低热。月经愆行，经前腹痛，经行挟有血块，房后诸症加重。舌淡红，苔薄黄腻，脉细略数。此系气阴两虚，肾亏湿瘀交阻。治法：调养气阴，益肾清化。处方：党参 12g，天冬、炒黄柏、淡苁蓉、粉丹皮、泽兰叶、制香附、炒神曲各 10g，生地 15g，砂仁（后入）、生甘草各 3g，益母草 30g，5 剂，水煎服。药后尿频减轻，排尿明显转畅，腰酸等诸症次第减轻，但仍感乏力，纳食未见转香。欲扶后天，当运中州。仍守原议，加炙黄芪 15g，炒山楂 30g 补气散瘀，消补兼施，守方续服 20 剂，尿频急迫消失，小便恢复正常，半年后追访，病未复发。

原按 尿道综合征，是泌尿系统常见病之一。本例临床表现属于祖国医学“劳淋”范畴。其尿频急迫，解而不畅，倦怠乏力，活动后低热显系气虚之象。而口干少饮，手足心热，脉细数，是为阴虚之征，再如腰酸，房后症状加重，月经愆行，经前腹痛，经行挟有血块，舌苔黄腻，乃是肾亏湿瘀交阻的表现。故方选三才封髓丹为主，培补气阴，益肾清化。首诊时加入活血化瘀之品，以冀破宿瘀而生新血，通阴窍而利血脉。二诊时，因仍见乏力，纳食不启之症，乃增入黄芪、山楂，熔补气升提，消导散瘀于一炉，因辨证合乎病机，终于病愈而安。

［张福产. 张志坚运用三才封髓丹治疗劳淋举隅. 实用中医药杂志，2000，16（1）：39］

案7 劳淋（慢性前列腺炎）（张志坚医案）

路某，男，45岁，1991年8月10日初诊，平素体弱，夙恙遗精，近因连年操劳，又致小便频急，淋沥不畅半年。经某医院泌尿科检查，小便常规：白细胞(++)，红细胞少许，蛋白少许；B超探查：前列腺增大I度；肛指检查：前列腺轻度压痛，中央沟变浅；前列腺液检查：白细胞 8～15 个/高倍视野，磷脂小体(+)。确诊为“慢性前列腺炎”。虽迭经治疗，但效果不佳。诊见：小便频数，量少而色黄，淋沥不畅，神疲乏力，腰酸，耳鸣，口干少饮，遗精数日一次，会阴部作胀，或有跳动感，便溏日行1～2次，面色苍白少华；舌淡嫩苔黄，声音低沉无力，脉细弱带数。辨证为脾肾两亏，气阴俱虚，湿热败精阻络。治法：调养脾肾，扶正清化。处方：生地、天冬、炒黄柏、煨木香、炙鸡内金各 10g，炒山药、党参各 15g，砂仁（后下）5g，生甘草 3g，5 剂，水煎服。药后诸症俱见减轻，但会阴部作胀跳动未止，遗泄时作，遗后则尿频急迫甚。欲治其淋，当止其遗，欲疗其遗，宜祛其瘀，原方中加入王不留行、广地龙各10g，败酱草30g，守方续服1个月，诸症痊愈。

原按 本例为正虚邪实之候，虚在脾肾之气阴，实在败精湿瘀阻滞。初诊时，方用三才封髓丹化裁，补益脾肾，扶正清化，虽诸症见松，但遗泄未除。二诊时，虑及败精湿瘀不除，则精隧永无安宁，肾之气化难及州都。欲治其淋，务去其瘀，乃于方中加入王不留行、败酱草、广地龙，使败精湿瘀得除，劳淋

乃愈。［张福产．张志坚运用三才封髓丹治疗劳淋举隅．实用中医药杂志，2000，16（1）：39］

案8　劳淋（慢性肾盂肾炎）（张志坚医案）

赵某，女，45岁，1986年8月6日初诊。尿频急迫，腰际酸痛，多年不已。经某医院作中段尿细菌培养示：大肠杆菌生长。西医诊断为“慢性肾盂肾炎”。曾用多种抗生素正规治疗未效。迭进中药清热利湿之剂，初服小效，续投无功。近来尿频急迫加重，甚则小便失禁，神疲乏力，眼睑轻浮，下肢微肿，带多色黄，口干苦，但饮水不多。脘略痞且纳食不振，腰际酸痛，天阴加重。动则小溲急，卧则尿意减，脉细软数，舌淡嫩红，苔薄黄。尿检：蛋白少许，白细胞(+)。辨证为：脾肾气阴双亏，湿热余邪未尽。治法：调养脾肾，扶正清化。方选三才封髓丹加味：淡苁蓉、生地、党参各15g，天冬、炒黄柏、佛手片、炒神曲各10g，生甘草、砂仁各3g（后入），凤尾草、石韦各30g，5剂，水煎服。药后尿频急迫著减，面浮肢肿亦退，精神振而纳谷启，腰际酸痛见松，此乃药中肯綮，但正虚未复，守法出入。原方去凤尾草、石韦之苦泄，加山萸肉10g，生山药15g，益肾扶正。调治半月，诸症消失。尿检多次正常，尿培养转阴，随访半年，病未复发。

原按　病人曾迭进清热利湿之剂，虽初见小效，但因病情虚实挟杂，用药仅着眼于祛邪，却疏于扶正，所以病根难拔。三才封髓丹补益扶正，旨在充气阴，健脾肾，使约水有权，又因尿频急迫，甚则不能自主，苔薄黄为湿热阻滞，故合封髓丹，复加凤尾草、石韦以清利泄毒。二诊时，尿频急迫著减，余症亦减，但腰酸未平，此肾虚正元未复，乃谨守“中病即止”之旨，原议中去苦泄之品，恐徒伤正气，加山萸肉、生山药益肾健脾，以资巩固。［张福产．张志坚运用三才封髓丹治疗劳淋举隅．实用中医药杂志，2000，16（1）：39］

案9　早泄（王琦医案）

李某，男，41岁，1999年10月7日初诊。会阴部、睾丸肿胀疼痛7年，每周性生活1～2次，性生活时阴茎勃起正常，性交时间不到1分钟即射精。曾在多家医院诊治，效果不佳，无尿频、尿急、尿痛等膀胱刺激症状。病人7年前初次性生活时因精神过度紧张，加之连日劳累，未能成功，造成精神负担，后虽勉强为之，但性交时间短，不甚尽意。病人精神抑郁，神志不安，表情呆滞，舌质淡暗，脉沉弦。辨证为神不守舍，肾失固摄。治以安志固肾为法。用加味三才封髓丹：远志 10g，茯苓 15g，五味子 10g，龙骨 15g，牡蛎 15g，磁石 10g，熟地黄 15g，天冬 10g，党参 10g，砂仁 10g，黄柏 10g。每日 1 剂，水煎服。服上方 13 剂，性交时间持续约 1 分钟，守上方再服 9 剂，性交时间已持续到 3 分钟，临床症状消失，精神好转，舌淡红、苔薄白，脉弦，病告痊愈。[王停. 王琦教授治疗早泄的经验. 山西中医，2001，17（4）：4]

案 10　口腔溃疡（柴瑞霭医案）

屈某某，男，43 岁，1997 年 10 月 20 日初诊。口腔溃疡反复发作 2 年。此次发作 10 余日，伴腰膝酸软，头晕乏力，心中虚烦，每作常伴遗精，形体消瘦。舌红、苔薄白，脉沉细数。证属真阴不足，相火妄动。治当滋阴降火。方选三才封髓汤以肉桂易砂仁加味。药用：天冬、肉苁蓉各 15g，生地 30g，人参 6g，肉桂 1.5g，黄柏 9g，甘草 6g。每日 1 剂，水煎服。尽服 6 剂，口疮愈，遗精止，诸症缓解。继按原方炼蜜为丸，服 2 月，随访 1 年未复发。

原按　本例病人由于生活不节，真阴受损，相火妄动，循经上炎致口舌糜烂，扰动精室则遗精，髓海失养则头晕。治宜滋阴降火，方选三才封髓丹。用天、地、人“三才”气阴并补，滋养先天，“封髓丹”以泻相火、固精液，此外妙在用少量肉桂，旨在引火归原，用量一般为 1～2g。[范星霞. 柴瑞霭治疗复发性口腔溃疡的经验. 山西中医，2003，19（2）：7–8]

方剂速记歌诀

封髓丹补土伏火，黄柏甘草和砂仁；
相火妄动水不济，多梦遗精此方珍；
三才封髓天地人，天冬地黄与人参。

连梅汤 39

【来源】

连梅汤，源于清·吴鞠通《温病条辨》卷三。

【组成】

云连二钱　乌梅去核，三钱　麦冬连心，三钱　生地三钱　阿胶二钱

【用法】

水五杯，煮取二杯，分二次服。

【功效】

清心泻火，滋肾养液。

【主治】

“暑邪深入少阴，消渴者，连梅汤主之；入厥阴，麻痹者，连梅汤主之；心热烦躁，神迷甚者，先与紫雪丹，再与连梅汤。”

【方解】

方中黄连清心热，阿胶、生地滋肾液，且取阿胶色黑沉降以救肾水。麦冬养肺阴，以滋水之上源；乌梅与黄连相合，有酸苦泄热之效，与生地、麦冬相合，有酸甘化阴之功。心火清，肾水复，肝阴充，则消渴、麻痹均可愈。

连梅汤有连、梅之酸苦，有地、冬之甘寒，构成酸苦甘寒之剂，为酸苦泻热坚阴，酸甘化阴之法。

【临床应用提要】

国医大师伍炳彩教授根据吴鞠通的原文结合的临床体会，认为运用本方的指征应是：凡外感急性热病（包括暑温、春温、湿温）后期或中期，肝肾阴液耗伤而邪热仍亢，证见发热不退，烦躁，口渴引饮，倦怠，麻痹、神志昏迷，舌苔黄，舌质红，舌边尖起朱点，脉细数等。文中虽没有提到治疗下利诸证，但据暑多挟湿的致病特点，暑湿侵犯脾胃易患暑热泻和疫毒痢，而乌梅、黄连又善治霍乱吐泻，冷热痢疾之证，因此也常用于下利诸证。[伍炳彩. 连梅汤在热病中的应用. 江西中医药，1984，(1)：30]

连梅汤是吴鞠通《温病条辨》中治疗暑邪深入少阴消渴之方药。有报道以连梅汤治疗热病后期，肝肾阴虚，邪热仍亢之泻痢，连梅汤还可以用于阴虚型虚火喉痹。有少数医家扩展运用治疗脏腑阴虚火旺杂证，临床应用广泛，疗效满意。

【临床应用】

案 1　疫毒痢（伍炳彩医案）

傅某，男，2 岁。1982 年 7 月 24 日夜晚 9 时急诊入院。入院时高热抽搐，神志不清，大便泄泻，挟有脓血，诊为中毒性痢疾。中西合作抢救 2 天后，症状缓解，但仍发热 39℃，大便每日十多次，呈脓血便，里急后重，口渴引饮，烦躁不安，形体消瘦，口唇焦裂，舌苔黄，质红有朱点，脉细数。停用其他中西药物，予连梅汤。服 1 剂，热利渴烦均减。连服 3 剂，诸症悉平。后改用益气健脾养阴之剂出院调理。[伍炳彩. 连梅汤在热病中的应用. 江西中医药，1984，(1)：30]

案 2　暑热泻（伍炳彩医案）

钟某某，男，5 岁。1982 年 4 月 17 日以中毒性消化不良收住院 3 天，效果不够显著，仍发热 39℃，大便泄泻如水，日夜无度，肛门中常不知不觉流出稀水，量不多，口渴引饮，烦躁不安，口唇干裂，消瘦，小便短少，舌质红绛，舌面起朱点如杨梅，脉细数。停用其他药，单用连梅汤加参须 1 剂即见效，诸症减轻，再加怀山继服 2 剂而愈。

或问泄泻一病，多为外感寒湿热邪，内伤脾胃所致，方中之冬、地、阿胶滞湿碍脾，岂可妄投？殊不知暑热泄泻最易伤津，叶天士指出："热邪不燥胃津，必耗肾阴。"补胃津者常用芦根、花粉，救肾阴者则须生地、玄参、白芍，甚者用阿胶、鸡子黄、龟板、鳖甲以填精补血。《伤寒论》少阴篇319条"少阴病，下利六七日，咳而呕渴，心烦不得眠者，猪苓汤主之。"310 条"少阴病，下利咽痛，胸满心烦者，猪肤汤主之。"都是由于下利损伤了少阴肾水而用甘平的阿胶和甘寒的猪肤，足见热利伤阴，滋阴即可以清热止利。[伍炳彩. 连梅汤在热病中的应用. 江西中医药，1984，(1)：30]

案 3　小儿夏季热（伍炳彩医案）

肖某某，男，3 岁。1981 年夏患发热半月不退，口渴引饮，尿多色清白，经一般清热解暑之剂效果不显，除上述主症外，伴见口唇红赤，形体消瘦，舌质红，边尖有红点，舌苔黄稍干，脉细数，精神亢奋好动，大便干燥。改用连梅汤 3 剂，诸症减轻，继服 3 剂而愈。[伍炳彩. 连梅汤在热病中的应用. 江西中医药，1984，(1)：30]

案 4　喉痹（黄存垣医案）

熊某某，男性，20 岁，清江店下人，1965 年 11 月 3 日就诊。自诉咽喉疼痛，身怯寒，口渴喜冷饮，口淡流涎，心中烦热，夜烦难寐。经常鼻衄，头昏，手足易麻木，脚痛，多尿，大便日行 2 次，先硬后稀，肛门灼热，饥而不欲食，食后饱胀，有时胃痛甚剧，脉不匀，弹指，舌质正红，苔薄白而润。咽喉无红肿，面青黄，唇黯红。中医诊断为喉痹。治法：酸甘化阴，酸苦泄热。用连梅汤化裁主治。药用酸乌梅 24g、川黄连 9g、麦冬 12g、生地 24g、正西党 15g。服药 1 剂，则消渴多尿减一半，咽喉疼痛大减，饮食增进。咽干，咽略红，吐白痰，脉右弦左软，舌质淡红，苔薄白有圆红点。守原方再进 2 剂。药后诸症已平。

原按　病人主症为咽喉疼痛，口渴，多冷饮，多尿，心中烦热，夜烦难寐，头昏，手足易麻木等，为热邪侵入少阴与厥阴之征象。据吴氏温病条辨暑温论，暑邪深入少阴消渴者，连梅汤主之。入厥阴麻痹者连梅汤主之。连梅汤由云连、乌梅、麦冬、生地、阿胶组成。此症具饥而不欲食，食后饱胀，又头昏、手足易麻木，脉不匀，故除阿胶之滋腻药，改党参扶正助阳，以黄连泻壮火，使不烁津，以乌梅之酸生津，麦冬、生地合乌梅酸甘化阴，补水柔木，故药中病，3 剂而愈。［黄存垣. 临床治验四例. 江西医药，1980，（2）：31-32］

案 5　闭经（杨善栋医案）

刘某，30 岁，1994 年 4 月 21 日诊。主诉闭经 2 年余。病人于 1990 年丧子，此后精神抑郁，胸闷常太息，终日神志恍惚，心悸气怯，眠差多梦，纳食不香，口干唇燥，形体日渐消瘦，乃至月经闭止。舌质黯红、苔薄，脉细数。此乃情志抑郁，心气停结，营阴暗耗，心火偏亢。治宜疏肝解郁、养心阴、通心气、清心火、和血脉。方用连梅汤加味：黄连、远志、炙甘草、乌梅各 6g，麦冬、柏子仁、合欢皮、泽兰、卷柏、牛膝、阿胶（化服）各 12g，生熟地各 15g，香附 9g。上方连续服用 20 剂，心悸、失眠、多梦等症状减轻，月经来潮，但量少色黯。嘱继服上方 10 剂后，以逍遥丸与柏子仁丸交替服用 3 个月，巩固疗效。随访 2 年，月经正常。

原按　本例仿李东垣“安心补血泻火则经自行”之旨，方以连梅汤化裁，养心阴、清心热、交心肾、通血脉，故经通而月水调。［杨善栋. 连梅汤活用治疗月经病. 浙江中医杂志，1998：88］

案 6　经行口糜（杨善栋医案）

王某，32 岁。1992 年 6 月 20 日诊。经行口舌生疮，舌体疼痛，反复发作，恙延 3 载。每次经前 5～6 日即开始，上下唇内、双侧颊黏膜及舌均有溃疡，尤以舌为甚，疼痛难忍，伴有烦躁、失眠、多梦、口眼干燥、大便干结、小便短赤灼热。舌红少苔，脉细数。此系肝肾阴虚、虚火上炎所致。治宜滋阴降火、清热润燥。方用连梅汤加味：黄连、乌梅各 6g，阿胶（化服）10g，生地 15g，麦冬、白芍、玄参、北沙参、石斛各 12g，生甘草 3g。投药 10 剂，月经 7 月 1 日来潮，诸症减轻，口疮未再复发。阴虚难复，宗方缓图。

原按　病人以往服药，多为清胃散、泻心汤、龙胆泻肝汤、丹栀逍遥散之类，一味清泄，殊不知累服凉燥，阴损更剧，以致下虚上盛，口舌生疮。张景岳云：“故虽久用清凉，终不见效者，此当察其所由……反而治之，方可全愈。”本例宗此以治，获效果然显著。［杨善栋. 连梅汤活用治疗月经病. 浙江中医杂志，

1998：88］

案 7　绝经前后诸症（杨善栋医案）

赵某，47 岁。1995 年 5 月 5 日诊。近 3 年来，自感烘热频繁，心悸汗出，失眠多梦，口苦咽干，大便干结，月经稀少。舌红苔薄，脉细数。阴道脱落细胞检查：激情素极度低落。诊为更年期综合征，此属肝肾阴虚，心火亢盛，心肾不交所致。治宜补肝肾、清心火、交通心肾。方用连梅汤出入：黄连、乌梅各 6g，生地、百合各 15g，麦冬、阿胶（化服）、合欢皮各 12g，远志 8g，龙骨、牡蛎各 30g。服药 10 剂，烘热、汗出、心悸好转，每夜睡眠 6 小时以上，继服上方获愈。

原按　《素问·上古天真论》曰："女子……七七任脉虚，太冲脉衰少，天癸竭。"说明更年期妇女肾阴虚衰，不能上济心火，心火亢盛，致使心肾不交，今以生地、阿胶、麦冬、百合养阴，补肾培本，黄连清心火；远志交通心肾；龙牡潜阳。标本同治，收效明显。［杨善栋. 连梅汤活用治疗月经病. 浙江中医杂志，1998：88］

方剂速记歌诀

连梅汤用麦门冬，生地阿胶五药供；
暑伤心肾时烦热，滋阴降火见奇功。

枇杷清肺饮 40

【来源】

枇杷清肺饮，源于清·祁坤《外科大成·卷三》。

【组成】

枇杷叶二钱　桑白皮（鲜者更佳）二钱　黄连一钱　黄柏一钱　人参三分　甘草三分

【用法】

用水一盅半，煎七分，食远服。

【功效】

清泄肺胃蕴热，解毒凉血。

【主治】

“肺风由肺经血热郁滞不行而生酒刺也，宜枇杷清肺散。”粉刺、痤疮。

【方解】

方中以枇杷叶、桑白皮共为君药，枇杷叶味苦，性微寒，归肺、胃经，其味苦能降，性寒能清，能肃降肺气，清肺热，正如《本草纲目》曰：“枇杷叶，治肺胃之病，大都取其下气之功耳。气下则火降痰顺……。”桑白皮其味甘，性寒，归肺经，功能泻肺平喘，利水消肿。《本草纲目》中记载：“肺中有水气及肺火有余者宜之。”二药合用，共奏降肺气，泻肺热之功；黄连、黄柏合用，黄连主泄心胃火盛，专泄中焦胃火，黄柏走肾退热除蒸，主泄下焦湿热，两者共为臣药，助君药加强清肺泄热之力；甘草味甘性微凉，调和诸药解毒强。生甘草清热解毒，并能调和诸药，为使药。全方合用，共同发挥清泄肺胃之热的功效。肺胃热清，脏腑通利，痰湿散结，则粉刺得以消除，皮肤恢复正常。

【临床应用提要】

枇杷清肺饮是治疗粉刺、痤疮的代表性药物。本方重在清泄肺胃蕴热、解毒凉血，故临床常用于治疗肺胃蕴热型痤疮。

艾儒棣老中医多用枇杷清肺饮治疗肺胃热盛型的痤疮，艾老认为：对于肺经热盛为标，肝郁血热、气血亏虚、冲任不调或肝郁脾虚为本等所致者，宜采用标本同治的方法。待标病缓解，可转向以治本为主。在临床上经常采用加减枇杷清肺饮为基础方，若舌苔黄腻者，为胃肠有湿热，可加茵陈、藿香、佩兰等或合用二术煎，以清热除湿；大便干结者，为肺胃气机不通，可加瓜蒌仁、火麻仁、草决明、生大黄等以通腑泻热；有脓疱者为热已化毒，可加金银花、连翘、野菊花、紫花地丁、蒲公英、蚤休等清热解毒；若有结节、囊肿者为痰湿阻滞，可加郁金、夏枯草、皂角刺、丹参、山慈菇、白芥子等行气化痰散结；皮损瘙痒者为兼夹风邪，宜加地肤子、白鲜皮、紫荆皮等祛风止痒；面部油脂分泌较多者，可加生山楂、槐花等减少油脂分泌；有失眠者为血虚肝旺，加酸枣仁、柏子仁、夜交藤、合欢皮、龙齿、珍珠母等养血安神。此为随症加减。若见脾虚者可加异功散；肝肾阴虚，冲任不调，可加二至丸、制首乌、刺蒺藜等；气血亏虚，月经不调，可加圣愈汤或八珍汤等；痛经加焦艾、延胡索、制乳香、制没药等；月经夹块，舌边有瘀点等血瘀症状者加丹参、益母草、红花、鸡血藤等；月经提前者可加丹皮、山栀子、生地、白芍、当归、川芎等。此为因证施药。［王见宾. 艾儒棣治疗痤疮经验. 辽宁中医药大学学报，2007，9（04）：4］

【临床应用】

病案 1　痤疮

张某，女性，24 岁，干部。因面部、前胸、后背泛发红斑、肿胀、丘疹、粉刺、脓疱、结节1年余，于1990年10月17日初诊。症见：面部额头、双颊、下颌、前胸及后背上部泛发红斑、丘疹、粉刺、脓疱、结节，部分脓疱及结节窜通，伴口臭便结，小便短赤，舌红苔薄黄，脉弦滑。证属心肺热盛。治宜清心肺。处方：生枇杷叶15g，生桑白皮30g，生地黄30g，丹皮15g，炒黄芩15g，生黄连10g，蒲公英30g，皂角刺30g，生大黄15g（后下），蜈蚣2条，水煎服，2日1剂。配合挑治引脓，外搽痤疮膏消肿护肤。3日后，便通肿退，脓疱干瘪，去原方中生大黄，加生首乌45g以解毒通便，治疗1月，诸症尽失。[欧阳晓勇. 刘复兴治疗皮肤病经验. 中医杂志，1998，39（9）：528–529]

病案2　颜面部皮疹

白某，男，28岁，学生。主诉：颜面部皮疹反复发作3年，加重1个月。查体：面颊、额、鼻处可见红色毛囊性丘疹及暗红结节，囊肿集聚，内见脓血，延及后背，间见黑头粉刺及凹陷性瘢痕，皮损以面颊部为著，伴便秘，舌暗红，苔薄腻，脉弦滑。我师辨为肺胃热盛，痰瘀互结，选用枇杷清肺饮加减。药用：枇杷叶、龙胆草、桑白皮、丹皮、金银花、连翘、黄芩各15g，生石膏（先煎）20g，生大黄8g，柴胡8g，白芷8g，皂角刺、三棱各10g，甘草6g。外用颠倒散外敷。用药3周后，丘疹、脓肿渐消，硬结变小，有暗褐色色素沉着。继续使用3周后，皮损趋平，原方去生石膏并改为散剂内服，嘱病人饮食忌油腻辛辣。半年后随访未见复发。

原按　本例病人属肺胃热盛、痰瘀互结，故以枇杷清肺饮加清热解毒，活血散结类药物，皮损以面颊部为著，“肝热病者左颊先赤；肺热病者，右颊先赤”，故加引经药柴胡、白芷使药力直达病所，提高疗效。方中枇杷叶、龙胆草、桑白皮、丹皮、金银花、连翘、黄芩清泻肺胃热毒；皂角刺、三棱活血散结；石膏、大黄通腑泄热，使邪有出路。诸药共用，药到病除。[孙宏伟. 何炳元教授治疗痤疮经验. 甘肃中医，2007，20（11）：15–16]

病案3　痤疮

李某，女，19岁，面部丘疹2年。病人前额、两侧腮颊及下颌部均可见散在丘疹，两颊部见囊肿、结节，呈红色，顶部有小脓疱，病情反复，此起彼伏，舌红苔黄腻，脉数。辨证：肺热血热型。面鼻属肺，丘疹色红，乃肺热熏蒸，血热蕴阻肌肤。治宜宣肺凉血散结。以枇杷清肺饮加减。方药：枇杷叶 10g，生地 10g，黄芩 12g，赤芍 10g，杏仁 10g，石膏 15g，桑白皮 10g，茯苓 15g，车前子 10g，丹皮 10g，白花蛇舌草 10g，甘草 6g。服 7 剂后前额皮损渐退，未见有新生皮疹。此方随证调治 1 个月，痊愈。[匡钱华. 赵健雄辨证论治皮肤病经验拾零. 甘肃中医，2005，18（8）：16]

方剂速记歌诀

枇杷清肺桑白皮，连柏人参甘草齐；
清热解毒兼凉血，肺胃蕴热粉刺医。

理痰汤41

【来源】

理痰汤，源于张锡纯《医学衷中参西录》。

【组成】

生芡实一两　清半夏四钱　黑芝麻三钱，炒捣　柏子仁二钱，炒捣　生杭芍二钱　陈皮二钱　茯苓片二钱

【用法】

水煎服。

【功效】

除痰降逆，健脾除湿，滋养肝肾。

【主治】

治痰涎郁塞胸膈，满闷短气；或溃于肺中，喘促咳逆；停于心下，惊悸不寐；滞于胃口，胀满哕呃；溢于经络，肢体麻木或偏枯；留着于关节筋骨，俯仰不利，牵引作痛，随逆气肝火上升，眩晕不能坐立。

【方解】

半夏辛温，善入肺经为君，燥湿化痰，以降冲胃之逆。即重用芡实，其味甘涩，性收敛，入脾、肾经，一者以收敛冲气，更以收敛肾气，而浓其闭藏之力。肾之气化治，膀胱与冲之气化，自无不治，痰之本原清矣；二者亦可收敛脾气，

使其上输水液的功能减弱，减少肺与胸膈等处的痰涎积聚。黑脂麻、柏子仁，“润半夏之燥，兼能助芡实补肾”；芍药滋阴以利小便，茯苓淡渗以利小便，二药合用利水而不伤阴；用陈皮非借其化痰之力，而借其行气之力，佐半夏以降逆气，并以行芡实、芝麻、柏实之滞腻。

【临床应用提要】

张锡纯认为：痰之标在胃，痰之本原在于肾。二陈汤能治痰之标，不能治痰之本，未尽完善。在二陈汤原方上灵活加减，创制理痰汤，用以标本兼治。

李中梓有言：“见痰休治痰，见血休治血，见汗不发汗，有热莫攻热；喘气毋耗气，精遗勿涩泄，明得个中趣，方是医中杰”，张锡纯所创之“理痰汤”治痰之本，不拘泥于古人，独具特色，组方巧妙，标本兼治，疗效甚佳，对临床颇有指导意义，值得借鉴应用。

【临床应用】

案1　喘息性支气管炎（王烈医案）

邵某某，男，7个月，1986年3月8日就诊。患儿于诊前3个月中，两次作哮（喘息性支气管炎）。此次发病已12日，初用抗感染、止咳剂治疗3日，咳嗽、哮喘好转，但痰壅喉间加重，历时9日不缓解，以活动及哭喊后为甚。病后乳减，多汗，夜睡不宁。查：神乏面㿠，舌苔白厚，舌质淡。肺部听诊痰鸣音满肺野，腹软，肝脾未触及，脉滑数无力。X线胸透正常。辨为哮痰。治疗过程：单纯服用理痰汤，处方：芡实7.5g，清夏4g，黑芝麻3g，柏仁3g，白芍3g，陈皮3g，茯苓4g，水煎服，一日3次。服药2日，痰壅好转，治疗4日痰显著减少，肺部湿啰音极少，经治6日，痰消症去，肺部听诊正常。临床治愈。

原按　一、哮证，即哮喘，是小儿常见的一种顽固性疾病，尤其婴幼儿所患的哮证，多有痰涎壅盛的症状，而且此种痰候又是哮证难以治愈的重要环节。其痰性属胶固，一般治痰之剂，难以奏效。二、应用理痰汤治疗哮喘痰候（简称哮痰）其机理，据张锡纯所述，“二陈汤能治痰之标，不能治痰之本。何者，痰之标在胃，痰之本原在肾”，故拟用半夏降冲胃之逆，芡实收敛肾气以治痰之本。临床实践表明，理痰汤治哮痰之效较二陈汤为佳。理痰汤中含二陈汤的基本药物（半夏、陈皮、茯苓），所不同者，重用芡实以为主药，旨在固肾，以疗痰之本；佐用黑芝麻、柏子仁，以助芡实敛肾之功。张氏基于肾为痰之根的论点，应用芡实、柏子仁等治肾，二陈汤治标，可见理痰汤组方之意，重在治肾以除生痰之源。我们体会，应用芡实治肾之意，在固肾而不在补肾。以药理而论，芡实并非理痰之剂，乃健脾、固肾、收涩之名药。芡实治痰，似与其固涩功能有关。笔者自拟收涩散，以芡实、金樱子、柯子等固涩之品为主，用于多涎、多汗、多便、多尿、多痰症均有显效。可见理痰汤治疗哮痰，乃二陈汤之祛痰与芡实之固肾的综合作用。《本草求真》谓芡实曰：“功与山药相似，然山药之补，本有过于芡实，而芡实之涩，更有胜于山药。”因此对理痰汤治疗哮痰的机理可以这样理解：二陈汤治痰之效勿疑，但哮痰之顽，非二陈所能善，佐用固涩之剂以固生痰之源、绝其痰之所生，此治本之意也；所生之余痰，非固涩所能任，必二陈汤所能达，从而共奏标本兼治固涩祛痰之功效。［王烈. 理痰汤治疗婴幼儿哮痰证 100 例. 吉林中医药，1986，6：13］

方剂速记歌诀

理痰陈夏黑芝麻，芍芡茯苓柏子加；
喘逆怔忡胸膈满，痰涎壅盛不须嗟。

升阳散火汤 42

【来源】

升阳散火汤出自《内外伤辨惑论·卷中》，此方也载于《脾胃论》中。在《兰室秘藏》和《东垣试效方》两书中更名为柴胡升麻汤。书中虽然对于主治病证的文字表述稍有出入，药物次序有所不同，剂量稍有不同，但主治及主药一致。值得注意的是，《脾胃论》所载方中柴胡用量为八钱，而其他书中柴胡用量为三两。

【组成】

生甘草二钱　防风二钱五分　炙甘草三钱　升麻　葛根　独活　白芍药　羌活　人参各五钱　柴胡八钱

【用法】

上件㕮咀，每服称半两，水三大盏，煎至一盏，去粗，稍热服，忌寒凉之物月余。

【功效】

升阳，散火，补中。

【主治】

男子妇人四肢发热、肌表发热、筋痹热、骨髓中热、发困、热如燎、摸之烙手，此病多因血虚而得之，或胃虚过食冷物，抑遏阳气于脾土，火郁则发之。

【方解】

汪昂《医方集解》："柴胡发少阳之火为君；升葛以发阳明之火，羌活以发太阳之火，独活以发少阴之火为臣；此皆味薄气轻上行之药，所以升举其阳，使三焦畅遂，而火郁皆散矣。人参甘草益脾土而泄热，芍药泄脾火而敛阴，且酸敛甘缓，散中有收，不致有损阴气，为佐使也。"

该方的主旨在于升阳，脾胃阳气一升，则下陷之阴火遂其升散之性，而发越于外，由此而产生的各种证候也都随之消失。

【临床应用提要】

若脾胃虚，过食冷物，复损伤脾胃，阳气抑郁；或先有外感治疗不当，犯凉遏、误补，热郁于内，以致长期低烧，头晕、口苦，或见热如火燎，扪之灼手，宜升阳散火汤。［蒲辅周老中医介绍治疗低烧的经验．新医药学杂志，1973，(02)：34］

【临床应用】

案 1　长期发热（陈津生医案）

苏某某，女，30 岁，干部，1985 年 7 月 12 日就诊。频繁、反复发作的寒热已数年之久，发即身热微恶寒，周身酸楚难耐。形瘦，面色微黑，食不知味，大便干溏不调，失眠。月经后期，量少、色暗。舌暗红、苔薄白，脉沉细。证属：脾虚火郁。予升阳散火汤原方，3 剂。服毕，寒热与酸楚一齐尽解，食纳大增，精神健旺，大便畅行，继服 30 余剂，月经应期而至，寒热之症未再发。

原按　内伤脾胃而发热，若伴有恶寒，常易与外感寒热相混淆，如果误用发表散寒之剂，其症非但不解，反而扰动正气，使病程延长。内伤脾胃的发热，往往病程较长，或呈反复发作的状态，并伴有纳呆、腹胀、便溏、乏力等症，留心于此不难辨别。［陈津生．升阳散火汤新用．天津医科大学学报，1997，3（1）：65–66］

案 2　脘腹疼痛（陈津生医案）

沈某某，男，34 岁，干部，1987 年 3 月 23 日就诊。脘痛胀闷、时时呕吐已数月，西医诊为：胃溃疡，服用乌贝散等中西药，不效。伴恶寒自汗，关节作痛，形瘦色苍，二便通畅，舌尖红、质略暗、苔白腻，脉沉缓。予升阳散火汤原方，3 剂。服毕，周身微汗，脘痛与呕吐均止，恶寒与肢痛随解，纳增。再连服10余剂以善后。

安某某，男，32 岁，司机，1987 年 2 月 18 日就诊。1 年来脐右隐痛不止，时剧时缓，多方求治未效。现形瘦，大便急迫，舌略暗、苔薄白，脉弦细，无明显寒热。予升阳散火汤原方，3 剂。服毕，痛缓。上方加熟地、肉桂，再服 3 剂。服毕，痛止。

苏某某，34 岁，女，医生，1987 年 2 月 13 日就诊。两侧小腹剧痛难忍，伴大汗出，已10余日，西医诊为：肠系膜淋巴结炎。用西药抗感染及中药暖肝煎治疗无效。伴微恶寒，纳呆，便溏等症。形瘦，神情凄楚，目围苍暗，口鼻附近有散在的红色丘疹，舌暗红、苔薄白，脉弦细。予升阳散火汤加熟地、肉桂，3 剂。服毕痛止，纳增，便溏好转，继服4剂以资巩固。

原按 脘腹疼痛，属虚寒者多；属热郁者亦不少。此 3 例疼痛部位虽不同，但均为热郁作痛。此类脘腹疼痛，常常是木土同病。升阳散火汤中的白芍可以柔肝和肝，配诸风药之条达疏畅，使肝气和条，脾运健旺，郁热升散，营卫调和，疼痛自止。具体应用时，可参考东垣《四时用药加减法》中的“腹中痛者，加白芍甘草；如恶寒觉冷痛，加中桂。如夏月腹中痛，不恶寒，不恶热者，加黄芩甘草芍药。”“脐下痛者，加真熟地；如不已者，乃大寒也，加肉桂”进行加减。

[陈津生. 升阳散火汤新用. 天津医科大学学报，1997，3（1）：65–66]

案 3 疳积（陈津生医案）

张某某，女，8 岁，学生，1987 年 6 月 19 日就诊。不思饮食已数年，遍服健脾丸、保和丸、参苓白术散等健脾开胃之药，无效。现形体瘦小，面色黄白不华，畏寒，四末不温，大便涩少数日一行，舌淡、苔薄白，脉沉细。予升阳散火汤，3 剂。服毕，食纳渐增，面色透红，大便日一行而畅通，四末仍欠温，舌淡红、苔薄白，脉沉细。脾胃虽已渐醒，但阳郁仍未畅达，继予上方 6 剂，服毕，食纳大增，面色红润。以保和丸，善后。

原按 该方确有开胃进食之效，前面所举数例，随着各种症状的好转，饮食均有不同程度的改善。这提示了羌独防风一类风药，不仅可祛风燥湿，而且有健脾通肠，开胃进食之效。［陈津生．升阳散火汤新用．天津医科大学学报，1997，3（1）：65–66］

案4 口舌生疮（陈津生医案）

刘某某，女，32岁，工人，1990年7月2日就诊。口舌生疮，咽痛，饮食难以下咽，已数日。伴脐腹时痛，大便干溏不调，头痛隐隐，微有寒热，周身僵窒不舒，体丰面红，舌略红、苔白少津，脉细缓。予升阳散火汤加僵蚕、薄荷、桔梗，3剂。服毕，口疮收敛，腹痛消失，纳增，便畅，继以3剂，以资巩固。

原按 口舌生疮，属火热者多，但宜分清虚实。何梦瑶《医碥》曰："亦有虚火者，脾胃气虚下陷，郁而成火，上炎所致。"对这类口疮，不可过用苦寒，宜以辛温发散为主。阳升火散，口舌之疮随之而愈。［陈津生．升阳散火汤新用．天津医科大学学报，1997，3（1）：65–66］

案5 梅核气（何迎春医案）[10]

关某，女，53岁，教师。2016年3月10日初诊。病人自诉神疲乏力，自觉咽喉部不适，如有物阻塞之感4天余，声音嘶哑，咽痛，偶觉咽干，无咳嗽咳痰，无发热，胃纳尚可，夜眠可，二便可，舌质红苔薄白、稍干，脉稍细。查体：咽部无明显充血红肿，扁桃体不大，两肺听诊无殊。中医辨为郁证，属阴火内伏、搏结咽喉所致，治宜升阳散火、清利咽喉。方用升阳散火汤加味：升麻15g、柴胡12g、葛根15g、羌活10g、独活15g、防风10g、党参15g、白芍15g、炙甘草10g、石斛12g、蝉蜕6g、木蝴蝶6g、玄参12g。水煎服，每日1剂，服用7剂后，咽痛、咽干、乏力等症状基本消失，咽中异物感、声音嘶哑亦明显好转，原方加丹参10g、黄芪20g，继服7剂，诸症消失。

原按 病人职业为教师，长期讲课耗费肺气及中气，日久可致肺脾之气不足，终致阴火内生、虚火上炎熏灼咽喉而见咽痛，声音嘶哑，咽喉不适及如物阻塞之感；脾气虚，升清不足，清窍失养而见神疲；脾为气血生化之源，后天之本，脾虚气血不足，机体失养则有乏力。何师用党参、炙甘草之甘温补益中气；升麻、柴胡、葛根升阳散火并能升发脾胃清气；羌独活、防风舒解脾土之郁遏兼发越郁火，使阴火得散；炙甘草合白芍酸甘化阴，石斛以补耗散之津液，蝉蜕、木蝴蝶、玄参清利咽喉；全方寓收于散，散收相合，并有补土生金之用，使郁火热消退，病症解除。［李伟光，何迎春. 何迎春升阳散火汤临床应用举隅［J］. 江西中医药大学学报，2017（01）：30–31.］

案 6　咳嗽（何迎春医案）[10]

高某，女，73 岁，退休。2016 年 5 月 12 日初诊。病人就诊时自诉咳嗽、咽痒，自觉咽干，但咳痰色白量多，胃脘痞闷，肢体困倦，胃纳欠佳，夜寐尚可，大便偏干，舌质红苔白稍腻，脉弦滑。中医辨为咳嗽，属火郁所致，治宜升阳散火、化痰降气，方用升阳散火汤合三子养亲汤加减：升麻 15g、柴胡 12g、葛根 15g、羌活 10g、独活 15g、防风 10g、党参 15g、白芍 15g、炙甘草 10g、白芥子 6g、紫苏子 10g、莱菔子 15g、炒谷芽 30g、陈皮 15g。水煎服，每日 1 剂，服用 7 剂后，病人自觉症状好转，痰仍有但量已不多，胃脘痞闷亦减轻，前方基础上加金荞麦 20g、枳实 20g，续服 7 剂后，诸症痊愈。

原按　病人年迈，脾胃功能不佳，日久终致阴火内生，虚火上炎，脾虚而痰湿内生，而见咳嗽、咳痰、咽痒、咽干、胃脘痞闷等；脾虚累及胃腑受纳则见胃纳不佳，气血不足则见困倦；脾胃为气机升降枢纽，脾虚而中焦失却斡旋之机，降浊不及而见便干。何师用党参、炙甘草之甘温补益中气；升麻、柴胡、葛根升阳散火并促脾胃升发清气；羌独活、防风舒解脾土之郁遏兼发越郁火，使阴火得散；炙甘草合白芍酸甘化阴，补阴液之虚；合三子养亲汤宣肺降气化痰；炒谷芽健脾以助运化，陈皮运脾理气化湿；全方共奏宣散郁火，宣肺降气化痰之功，使郁火痰湿消退，病症解除。［李伟光，何迎春.何迎春升阳散火汤临床应用举隅［J］. 江西中医药大学学报，2017（01）：30–31.］

方剂速记歌诀

升阳散火君柴胡，升葛羌独与防风；
生炙二草参白芍，散风疏郁又补中。

孔圣枕中丹 43

【来源】

孔圣枕中丹出自唐·孙思邈《千金要方》。

【组成】

石菖蒲、远志、龟甲、龙骨

【用法】

改丹为汤，水煎服，一日二次。

【功效】

宁心安神，益肾健脑。

【主治】

心肾不足所致失眠、健忘、多梦、神志不宁等疾病。

【方解】

龟板滋阴潜阳，益肾，养血补心，有补水制火之功，又功能填精补肾，裨其精足而后脑髓充。龙骨镇静安神，潜敛浮阳。远志、石菖蒲安神定志，强记开窍。后世方书述其功效为“补心肾，治失眠健忘”。

【临床应用提要】

谢兆丰老中医常以此方改为汤剂，临床中用治惊悸、夜游、梦交、失眠、儿

童多动症等，每能应手取效。［谢建华. 谢兆丰运用孔圣枕中丹的经验. 中医杂志，1999，40（7）：407–408］

【临床应用】

案 1　惊悸（谢兆丰医案）

丁某某，女，19 岁，1991 年 4 月 8 日就诊。1 月前夜晚上学回家，途中突受异物惊吓，嗣后常感心悸易惊，神思不定，虚烦不眠，梦中惊叫，伴胸闷气短，四肢无力，面色无华，舌淡，脉沉细。心脏听诊心律不齐，心电图检查：窦性心动过速。此乃素体虚弱，加受惊吓，心气虚怯，阴血暗耗，心神失宁，而为惊悸。治以益气镇惊，宁心安神。用孔圣枕中丹加味：石菖蒲 10g，远志 10g，龟甲 20g（先煎），龙骨 30g（先煎），黄芪 10g，熟地 15g，炒枣仁 10g，茯神 10g，每日 1 剂，水煎服。服 5 剂后，惊悸好转，继以原方 6 剂，诸症悉平。

原按　本例惊悸，属心气虚怯，心血不足，加受惊吓，神无所主，如《校注妇人良方》薛己按“人之所主者心，心之所主者血，心血一虚，神气不守，此惊悸所由作也”。家父用益智宁心的孔圣枕中丹加枣仁、茯神以增强安神镇惊之功，熟地养血，候心血滋养有源，心气得养，神有所归，其惊得镇，疾自平矣。［谢建华. 谢兆丰运用孔圣枕中丹的经验. 中医杂志，1999，40（7）：407–408］

案 2　夜游（谢兆丰医案）

李某某，男，12 岁，1985 年 9 月 12 日就诊。近 2 个月来，常于半夜熟睡后，梦中惊叫数声，随后起床外出，四处走动，持续 5～10 分钟，再又安睡，翌日醒后不知夜间所为，每隔 4～5 天发作 1 次。曾服多种镇静药不效。视病人面色发黄，食纳不香，头晕心悸，舌淡红、苔薄白，脉细稍滑。此乃心血亏虚，神魂不藏所致。治以养心安神，祛痰通窍。用孔圣枕中丹加怀小麦 30g，胆南星 10g，当归 10g，甘草 8g，大枣 10 枚。服药 5 剂，夜游已控制，食欲增进，仍诉头晕心悸，守原方继服 5 剂，症状消失，睡眠安然。

原按　本例梦游，伴头晕心悸，食少面黄，舌淡，均为心脾血虚之候。心藏神，血虚使心失所养，神明无主，肝乏血藏，则魂不潜摄，故发为惊叫、夜游。

家父用孔圣枕中丹加入胆南星，以安神定志、祛痰醒脑，甘草、怀小麦、大枣、当归合龙骨养阴血、安魂魄。方精药当，夜游自愈。［谢建华. 谢兆丰运用孔圣枕中丹的经验. 中医杂志，1999，40（7）：407–408］

案3　梦交（谢兆丰医案）

高某某，女，45岁，1990年12月29日就诊。病人有胃病及肾炎病史，近2月来，每晚入寐之后，即梦异性入床与之交媾，至吓醒为止，精神恍惚，胆怯心惊，常入幻境，如见鬼神，精神萎靡，身体日渐疲备，白带增多，头晕眼花，食欲不振，记忆力下降，舌淡、苔白，脉沉细。此乃阴阳俱虚，阳浮于上，精孤于下，而成梦交。治宜安神定志，调其阴阳。用孔圣枕中丹加桂枝6g，白芍10g，龙齿20g（先煎），五味子10g，夜交藤15g，每日1剂，早晚分服。服药5剂，症状减轻，继服12剂，梦交未作，胆怯、幻觉消失，后用归脾汤调理1周善后。

原按　《金匮·血痹虚劳病脉证并治篇》有“男子失精，女子梦交”，即指此病而言。梦交一症，总缘阴阳不能固密，守候失调而成。阳无阴涵养，浮越于外，阴无阳固摄，不能内守，男成失精，女成梦交。本例病人曾用安定等药未应，追经辨证，家父投以孔圣枕中丹配伍桂枝、龙齿、白芍、夜交藤、五味子调气血、和阴阳，使阳能固摄，阴能内守，神能归舍，梦交乃愈。［谢建华. 谢兆丰运用孔圣枕中丹的经验. 中医杂志，1999，40（7）：407–408］

案4　儿童多动症（谢兆丰医案）

程某某，男，12岁，1991年4月6日就诊。患儿平素好动，上课时思想不集中，小动作多。据家长云：患儿由早至晚整天无休息之时，起床后就不安宁，吃饭坐不住，外出活动任性，不避危险，多动妄为，家长屡次责罚训斥皆无效，食欲不减，舌苔白，脉弦滑。脑电图检查正常。证属肝阳旺盛，痰热扰心，心神失宁，阴阳失调。治以平肝潜阳，豁痰镇惊，宁心安神。用孔圣枕中丹加入胆南星10g，磁石30g，石决明20g，柏子仁10g。服药25剂，效果显著，学习成绩提高，动作减少，能静坐上课，自控能力增强。

原按　本病多见于儿童时期，系因肝阳旺盛，痰热扰心，心失守舍而致。孔圣枕中丹有安神定志之功，加石决明平肝潜阳，胆南星、磁石豁痰镇惊，痰去则风息，心宁而气顺，药证合拍，故多动症迅速得平。［谢建华. 谢兆丰运用孔圣枕中丹的经验. 中医杂志，1999，40（7）：407–408］

案 5　小儿遗尿（杨绍伯医案）

陈某，女，11 岁，1985 年 3 月 19 日初诊。患儿 5 岁前 2 日遗尿 1 次，5 岁后约三四天发作 1 次。曾先后在多家医院诊治，西医检查未发现有发育异常，服缩泉丸治疗 1 月后遗尿减少至 1 周 1 次，但继续服用疗效无明显提高，伴夜寐多梦，常于梦中哭闹，醒后方知遗溺。舌红苔薄白，脉细数，小便常规正常。给于枕中丹加覆盆子治疗，药用炙远志 50g，菖蒲 50g，龙骨 150g，龟板 120g，覆盆子 100g。上方研末以蜜糊丸，每次 2g，每日 3 次。连服 3 周后遗尿即止，观察 3 个月未发。

原按　小儿遗尿是临床上常见的疾患之一，中医学多认为其发生机理与小儿肾阳不足，下元虚寒有关。而杨老则认为心肾不交为此病之关键。因为患儿主要表现为睡眠时遗尿，醒后方觉，而且多于梦中遗溺。正常人入睡后，阳入于阴，心神内收，若肾水不足，不能上济心火，心火不能下温肾水则心肾不交而作遗溺，治当滋肾宁心，使心肾互济，阳入于阴，心神内守遗溺才止。枕中丹为交通心肾之要方，更加覆盆子助益肾缩尿之功，故治遗尿有佳效。［王琦. 孔圣枕中丹在儿科临床中的应用. 湖北中医杂志，1988，（5）：19–20］

案 6　更年期失眠（周士源医案）

胡某，女，47 岁，已婚。于 2016 年 4 月 18 日初诊。寐差，乏力、手足心发热反复发作半年余。病人于半年前开始失眠多梦、易醒，伴手足心发热，烦躁易怒、头昏、疲乏、心悸，腰膝酸软，病人自觉口渴喜饮，纳可，小便平，大便正常。舌淡暗苔薄白，脉弦细。曾于多家医院诊治，检查血压，心电图，脑血流图均未见明显异常。诊断为更年期综合征，中医为绝经前后诸症。辨证为心肾不交证，治法：滋肾养肝，宁心安神。选方为孔圣枕中丹加味，药物组成：龟板 10g，龙骨（先煎）10g，石菖蒲 10g，远志 10g，白芍 10g，酸枣仁 10g，琥珀 5g，北沙参 10g，女贞子 10g，莲子心 10g，旱莲草 10g。10 剂，水煎服，日 1 剂。

二诊：2016 年 4 月 28 日。病人诉睡眠较前安稳，余症亦较前好转，继服前方 10 剂，日 1 剂。再诊：2016 年 05 月 15 日。病人诉睡眠可，偶有手足心发热、心悸怔忡，舌淡红，苔薄白，脉细小弦，原方去莲子心，加菟丝子 15g，五味子 10g，继服 7 剂，日 1 剂，后随访，病人诉现无手足心发热，寐可，无明显不适。

［盛满霞，罗娟珍，程顺梅. 周士源应用孔圣枕中丹治疗更年期失眠病案 1 则. 湖北中医杂志，2017，39（6）：23–24］

方剂速记歌诀

枕中丹属千金方，龟板龙骨远志菖。

或丸或散黄酒下，开心定志又潜阳。